専門キャリアカウンセラーが教える

これからの発達障害者「雇用」

木津谷 岳

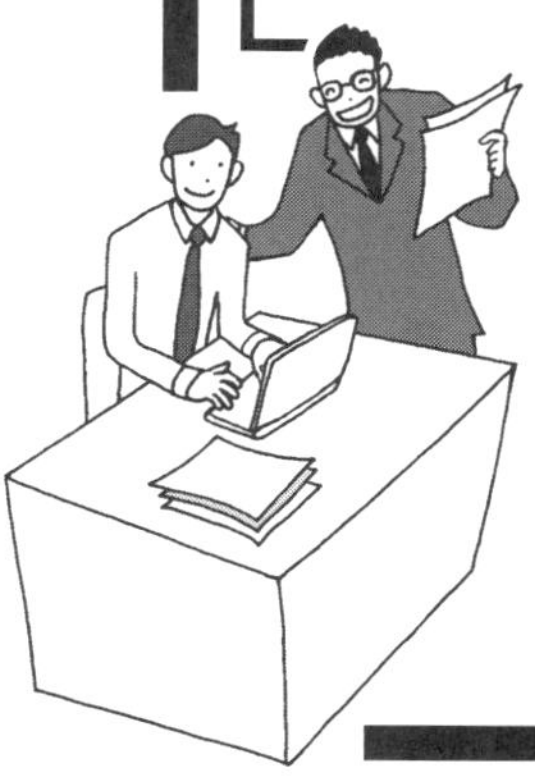

JN217234

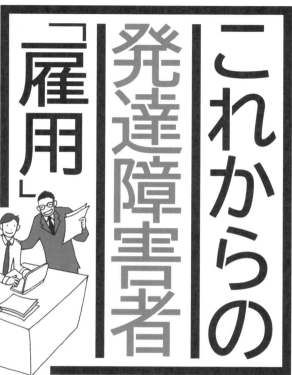

採用から働き方まで

小学館

はじめに

私が障害者雇用に関わるようになったのは、11年前のことでした。

障害者の採用を担当していた前任者の異動に伴い、当時、従業員３６００人規模の民間企業で人事部のマネージャーをしていた私が、その仕事を引き継ぐことになったのです。

しかし、この会社には、障害を持った社員はいたのですが、最初から、障害者求人で採用された社員は一人もいませんでした。

障害者雇用率が極端に低かったため、障害者の雇用に改善が見られない、という理由で、行政から適正実施の勧告を受けていました。しかし、人事部にすら、障害者への理解がある者は皆無に近く、「雇うのは仕方ないが、使えない人間を連れてくるな」という指示が出ていました。

私は、その頃、たまたまキャリアカウンセリングの勉強をしていて、企業の成果を上げるのは、職場全体をリードするマインド（意識、思考）であると考えていました。ゆえに、資格取得後にはそのマインドをつくり上げることで、従業員一人ひとりのキャリアアップの実現に尽くしたいという思いがありました。そこに、キャリアという観点で障害を持った従業員にどう関わっていくのか、という、新たな課題が生じたのです。

法定雇用率があるから、「やらなければならないことは、やってないとまずいだろう」というのは、「怒られるから宿題をしなければ……」という学生と同じで、極めて消極的な態度です。

「障害者の雇い入れ」にあたって、採用方針すら決定せずに、「数さえ満たせばいい」と求人票を出し、「お客さん（会社にいてくれれば、仕事はたいしたことはしないでいい人）」をお迎えするような会社のやり方には、口にさえ出さないまでも、反感を感じました。

企業が従業員を採用するということは、障害者であっても、一緒に働く仲間を求めるということです。大げさに言えば、その人の人生に関わるということだと思うのです。

もちろん、健常者に比べて、特別な配慮が必要という点はあります。しかし、働く能力はあるのですから、少なくとも、就業可能な障害者は「健常な障害者」と認識すべきでしょう。

この「働く能力」でいえば、発達障害の方の能力は並外れています。発達障害者に適切な仕事をしてもらえば、「戦力」となって結果を出し、企業の力を伸ばしてくれることでしょう。

特に高度に専門化が進み、複雑化、多様化する現代社会において、発達障害者が担える部分は増えてくると思います。

そのために、企業に必要なのは、まず発達障害者への正しい理解です。

本書では、その持てる能力を最大限に発揮するための「雇用のしくみ」をお伝えします。

目次

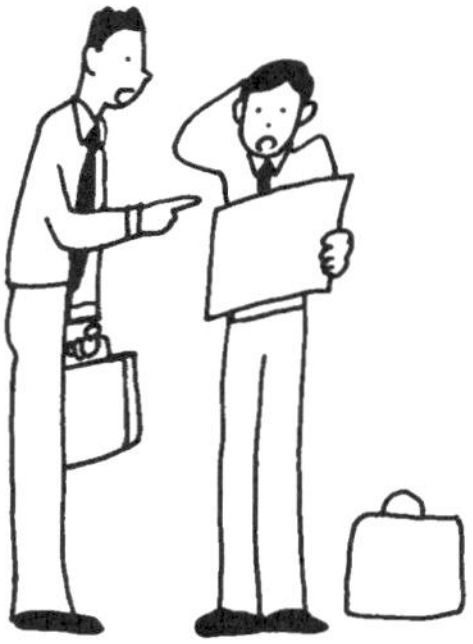

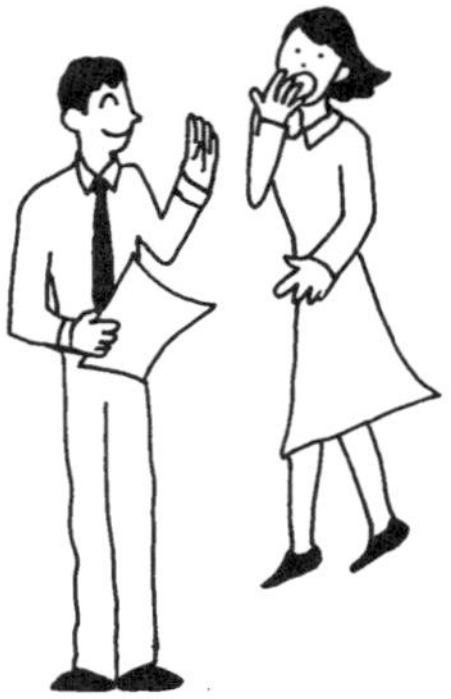

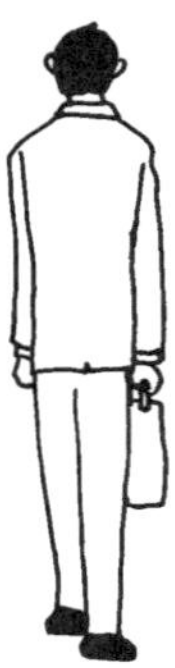

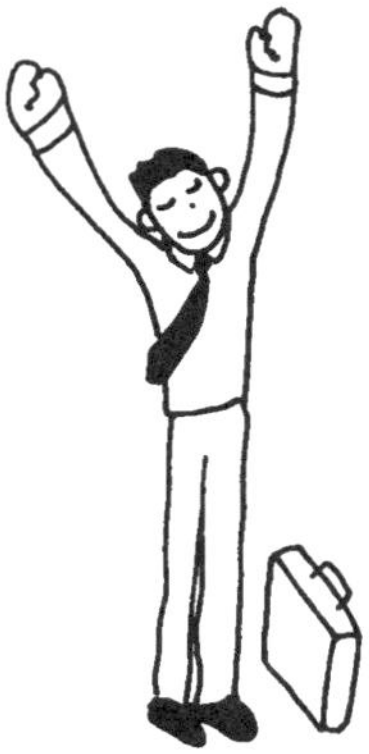

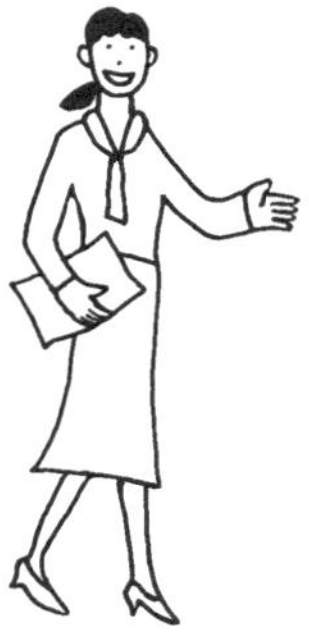

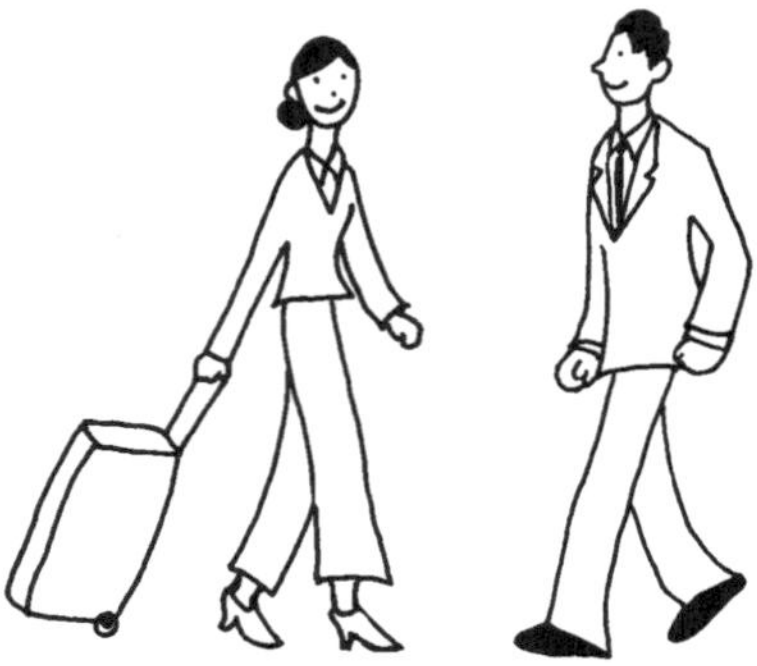

第1章

発達障害者を戦力とし、企業の力を伸ばす

・精神障害者の雇用義務化で企業がすべきこととは？
・発達障害者が戦力となる理由
・現代の企業が置かれている現状
・障害者就労支援機関を使って人材を確保する
・雇用成功へのカギは、就労支援員の見極め方

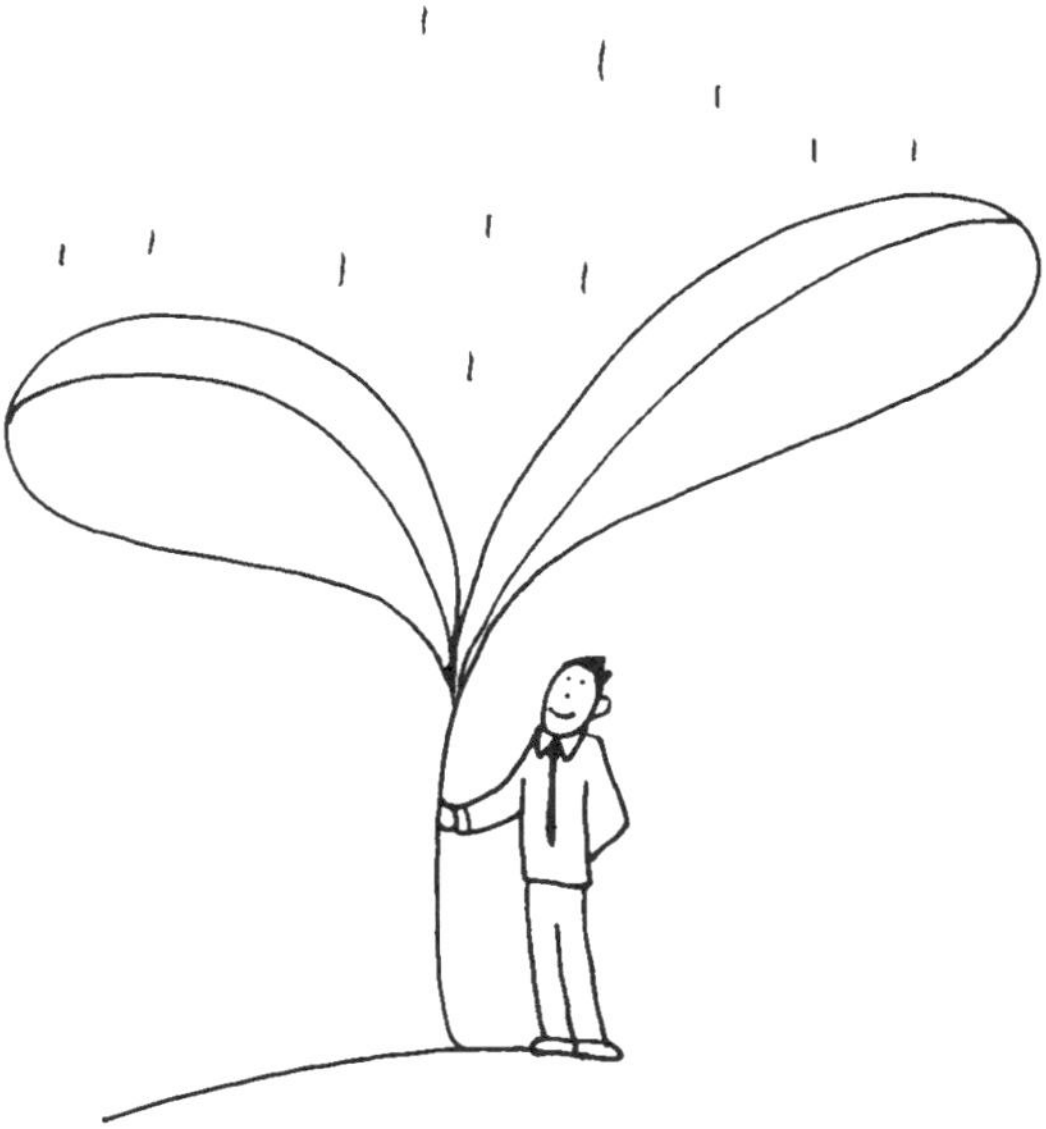

精神障害者の雇用義務化で企業がすべきこととは？

障害者雇用は「障害者雇用促進法」で定められた企業の義務です。企業の法定雇用率は、原則5年ごとに見直され、平成30年4月には民間企業は2・2％となり、その後、平成33年には2・3％まで引き上げられることになりました。

その引き上げの根拠は、これまで雇用が義務づけられていた身体障害者、知的障害者に加えて、精神障害者も法定雇用率算出の対象となったことです。障害者数／労働人口の分子が増えたことによります。

これまでは、精神障害者については、雇用義務の対象ではないものの、雇用した場合は雇用している障害者の数に入れることができる、という位置づけでした。それが、4月からの改正で、精神障害者も雇用義務の対象となったのです。

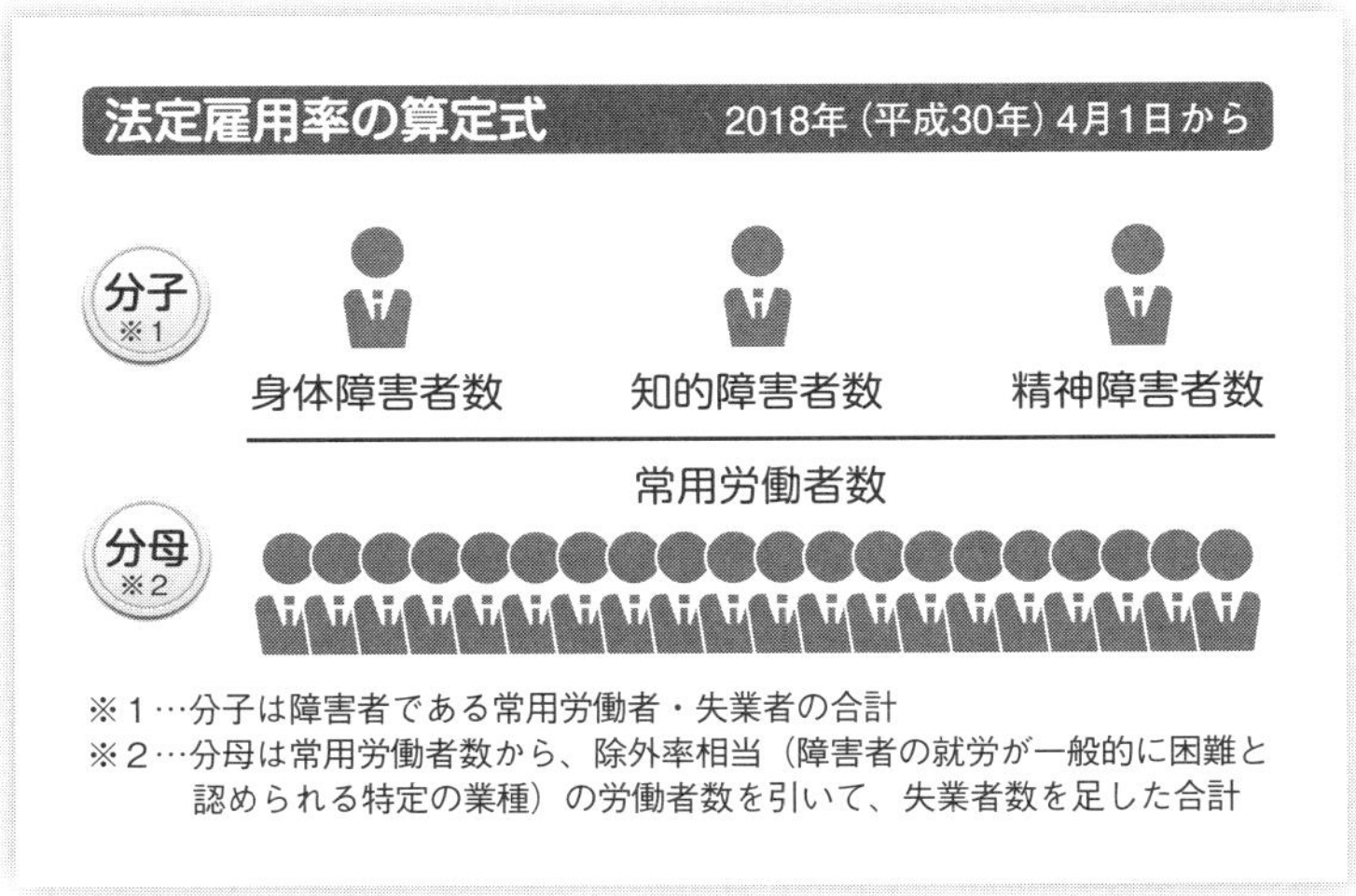
法定雇用率の算定式
2018年（平成30年）4月1日から
分子 ※1
身体障害者数
知的障害者数
精神障害者数
常用労働者数
分母 ※2
※１…分子は障害者である常用労働者・失業者の合計
※２…分母は常用労働者数から、除外率相当（障害者の就労が一般的に困難と認められる特定の業種）の労働者数を引いて、失業者数を足した合計

※「凸凹ナビ」掲載の図を元に作成

あわせて、精神障害者である短時間労働者（週所定労働時間が20時間以上30時間未満）の算定方法が次のように変わります。

精神障害者である短時間労働者であって

- 雇い入れから３年以内の方、または、精神障害者保健福祉手帳取得から３年以内の方

かつ

- 平成35年３月31日までに、雇い入れられ、かつ、精神障害者保健福祉手帳を取得している方

の雇用率算定方法が、対象者一人につき、

0・5から1カウントに変更になります。

週に20時間から30時間ぐらいで勤務されている方の定着率が高いことに注目して、精神障害者の雇用を短時間から始めることで、職場定着を進めることを意図したものだと思われます。

今回の「障害者雇用促進法」の改正は、必ずしも企業が即座に精神障害者を雇わなければならないということではありませんが、「障害者雇用促進法」に基づき設けられた「障害者雇用納付金制度」では、法定雇用率未達成の事業主から納付金を徴収し、障害者を多く雇用する事業主に調整金・報奨金等を支給する「経済的負担」の調整が図られています。

常時雇用している労働者が100人を超える事業主は、障害者雇用納付金の申告が必要です。

この申告において、法定雇用障害者数を下回っている場合、事業主は納付金を納付する必要があります。（第4章　103ページ参照）

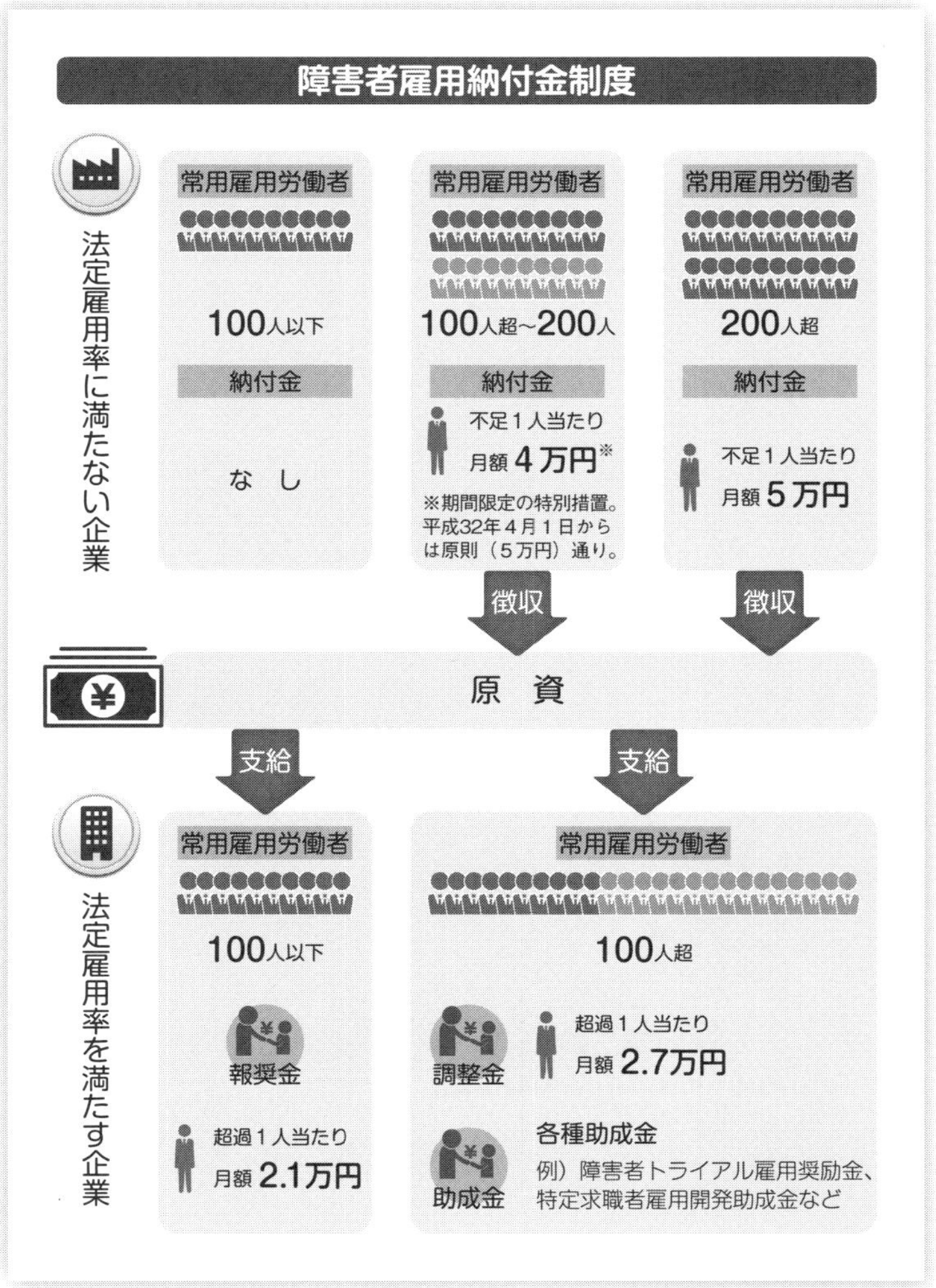

※「凸凹ナビ」に掲載の図を元に作成

納付金の額は不足一人当たり5万円ですが、常時雇用している労働者数が１００人を超え２００人以下の事業主には、平成32年3月31日までの期間限定特別措置として４万円に減額されています。

逆に、障害者雇用納付金の申告において、法定雇用障害者数を上回っている場合、事業主は障害者雇用調整金の支給を受けることができます。調整金の額は超過一人当たり2万７０００円ですが、常時雇用労働者数が１００人以下の事業主の場合には、障害者雇用報奨金2万１０００円が支給されます。

必ずしも企業が即座に精神障害者を雇わなくてはならないということではありません。このように、法令順守（コンプライアンス）の観点からも、障害者雇用の推進が望まれますが、身体障害者・知的障害者の新規求職申込件数がそれぞれ減少・微増であるなか、精神障害者は、ここ5年間で平均７０００人の規模で増えています。これからは、精神障害者※（精神障害者保健福祉手帳を所有する発達障害者）を雇用していかなければ、法定雇用率をクリアするのは難しくなるということです。

私がこれまでのような話をすると、多くの企業担当者は、困ったような顔で〝精神障害者の雇用は管理コスト面で折り合わない〟と言われます。確かに、身体障害者や知的障害者と比べると好不調の波が大きく、しかも「見えない障害」なので、配慮がしにくい（配慮したつもりでも辞めてしまう）ことはあります。

しかし、精神障害の方、とりわけ精神障害者保健福祉手帳を持つ発達障害の場合は、その障害を正しく理解し、その特性に適した職務を切り出しさえすれば、健常者以上に企業に貢献できる仕事をする方は大勢いるのです（一般企業に就職した精神障害者の1年後の職場定着率が5割を切るのに対して、発達障害者は7割超）。

そのためにはどんなことを行えばいいのでしょう。次からは具体的に、そのやり方を説明していきます。

※発達障害は2000年以降に診断が増えてきた「第4の障害」です。このため、発達障害者への障害者手帳はすでにある3障害（身体・知的・精神）の支援制度に後から組み込まれる形になりました。つまり発達障害「専用」の障害者手帳はありません。ただし、知的に遅れのある発達障害の人は療育手帳を、知的に遅れがない場合は精神障害者保健福祉手帳を申請することになります。障害者手帳の交付の詳細については、市区町村の窓口（障害福祉課等）にお尋ねください。

発達障害者が戦力となる理由

天才と呼ばれる発達障害者がいます。
エジソン、アインシュタイン、ダ・ヴィンチ、モーツァルト、アンデルセン、スピルバーグ、ウォルト・ディズニー、ビル・ゲイツ、トム・クルーズ、坂本龍馬、山下清、黒柳徹子、etc.

確かにすごいメンバーです。ちょっと挙げただけでこれだけいるのですから、傾向性は高いのかもしれません。しかしながら、だからといって、発達障害者＝天才かというと、それはさすがに言い過ぎという気がします。

誤解を恐れずに言ってしまえば、スーパーカー的です。高出力・高運動性能・特徴的なデザインで、それこそスーパーではあるけれど、乗りやすさ・実用性・経済性・整備のしやすさ・耐久性といった面は考慮されていないスーパーカーに似ている感じがします。

例えば、私の友人の発達障害者に、税理士・公認会計士のダブル資格者、かつＩＱが１３０という20代の男性がいます。その面だけでいえば、スーパー（能力が秀でている）なのですが、会話で他人にも論理的完璧性を求めるあまり、相手を怒らせてしまうため、交渉が成り立たず、仕事にならないといったことがあります。

つまり、凸も大きいが凹も大きいところが就労の妨げとなっているわけです。

天才ではないけれど、普通ではないその「スーパー」さを「異能」と呼ぶことにします。「異能」には、おそらく多分に興味が限定的である点、即ち「こだわり」が関係しているように思われます。

人間には、代替機能の発達という現象があります。全盲の障害者の聴覚や触覚が定型発達者（健常者）よりも格段に発達しているのも、そのせいだといわれています。

もしかしたら、発達障害者は、脳の一部分の機能にバグが生じたとき、脳の不具合に影響されないで、判断→行為にたどり着けるような迂回路（バイパス）を設けているのかもしれません。

一方、定型発達者にはそのバイパスがなく、バイパスをつくる必要もないので、機能が衰退してしまったとも考えられています。

そのバイパスのために、発達障害者の「生き延びる努力」が、定型発達者からは「異能」、さらには天才の偉業に見えるケースがあるということも十分考えられます。

私は、そのような「異能」を持つ彼らが、今日未解決な多くの「社会的課題」をクリアしてくれる存在だと期待しています。

高学歴の優秀な社員をいくら雇ったところで、一律な評価基準のもと、同じような人材を集めるだけでは、イノベーションは望めません。

1988年に、ドイツで始まった、視覚以外の感覚を使って体験するワークショップ『ダイアログ・イン・ザ・ダーク（暗闇の中の対話）』では、場内をアテンドするのは、暗闇を知りつくした視力障害者です。彼らは、大規模な停電が発生したときには、定型発達者をはるかに超える能力を発揮します。

ＡＩ等をはじめとする大変革の時代には、変化に応じて舵を切り、企業をリードしていく人材が必要です。

その人材こそが「異能者」である発達障害者ではないか？　私にはそう思えてなりません。

「異能」には、大きな異能も小さな異能もあります。

発達凸凹が小さく、一見、定型発達者と見分けがつかない発達障害者は「普通」を期待され、「異能」は隠れてしまう場合が多いのですが、それでも「異能」を感じることがあります。

大きな異能のように、大変革を独力で成し遂げられなくても、ふとした機会に「どうも違うと思うんだよなぁ……」とか、「僕は（私は）こうしたほうがよいと思うんだ」という言葉の中に「異能」を見ることができます。

彼らの「異能」を活かすためには、そのような言葉を聞き逃したり、聞き流したりしない環境が必要です。

その言葉をキャッチできれば、定型発達者には思いもよらないアイデアや手法を生むこともあります。

また、苦手なことばかりやっていても、優れた発想は出てきません。彼らの強みが活かせる仕事をする中で生まれたアイデアを、具現化する機会を提供すべきです。

さもないと、「普通はこうするでしょ」と定型発達者同様にできることを求められて、負担やストレスをため込んでしまい、うつや統合失調症などの精神疾患を併発してしまうことがよくあります。

仕事ができないダメな人とレッテルを貼る前に、その仕事が彼ら個々の特性にマッチしていないのではないか？　と考える習慣を企業担当者は持ちたいものです。

現代の企業が置かれている現状

日本国内での人口減少、高齢化、グローバル化が進む現代において、企業の経営戦略の実現に貢献できる人材確保の重要性に異議を唱える経営者は極めて少ないでしょう。

多くの企業が若手はもとより、女性、中高年、高齢者、外国人などの人材活用を重視しているというアンケート結果もあります。どの企業も、効率的にさまざまな人材を活用することで、競争力を高め企業の利益を最大化させようとしています。

また、人材の供給・教育機能を担う人事の役割も大きく変化しています。

これからの人事には、管理業務としてのオペレーション機能（給与計算、労務管理、採用、人材育成、人事制度の運用、福利厚生等）を司るだけでなく、より政策提言、戦略策定の役割を果たして組織の変革を進め、会社を牽引していくことが求められます。即ち、「前例踏襲に重きを置いた、制度やマニュアルを整備し、企業文化を堅持する役割」から「前例や制度、マニュアルに固執することなく、変革をリードする」役割への転換が期待されているのです。

私は少子高齢化が進行する今の時代には、もっと大胆な発想の転換が必要だと思います。

これまで行ってきた新卒者一括採用が時を経るごとに難しくなってくるのは明らかです。そこにメスを入れ、定期採用を成績だけでなく、会社にとって本当に必要だと思う人材がいた場合に限定します。

代わりに私がすすめるのが、そのときの企業のニーズに適う能力を持った発達障害者の採用です。

例えば、新規商品・サービスの開発において、マーケティングで収集した情報を指定した基準に従って分析する、財務体質の強化に臨んで、財務諸表を詳細にチェックし問題点を報告する等は、彼らの興味に適い、得意な分野（発達凸凹の凸の部分）であれば、定型発達の社員以上のアウトプットが期待できます。かつ、ミッションごとに「職務記述書」をもって契約し更新する「ジョブ型雇用（欧米型雇用）」にすれば、例年のように行ってきた定期一括採用の過剰な人件費の減価償却に悩む必要がなくなります。

「ジョブ型雇用」については第3章で詳しく述べます。

最近では、どの企業も口を開けばダイバーシティ経営と言っています。しかし、ダイバーシティとは、単なる「人材の多様化」ではなく、もともとアメリカにおいて、マイノリティや女性の積極的な採用、差別のない処遇を実現するために広がったものです。

その後、女性だけでなく性別や人種の違い、年齢、性格、学歴、価値観など、多様な属性を受け入れ、広く人材を活用することで生産性を高めようと、ダイバーシティ経営が推進されてきました。その意味では、その多様な属性の一つである障害者、なかでも発達障害者へのアプローチが進まないのは悩ましいところです。

私は、発達障害者が活躍できる会社であることこそが、企業が成長し継続し続ける条件だと思っています。

ダイバーシティ経営とは、簡単に言うと、違いを活かし、個々の能力を最大限引き出すことにより、付加価値を継続的に生み出し続けるための経営上の取り組みです。そのカギは、他社とは違った付加価値、これまでに聞いたことのある知識や知能とは異なった「新しい知」を生み出すことです。

例えば、女性の活用でいえば、一つには多様化した顧客ニーズを満たすために、男社会であるビジネスの場に「新しい知」をもたらすことがあります。

外から人材を導入することも、狭い意味ではダイバーシティでしょう。同業他社からヘッドハンティングする場合が一般的ですが、最近では異業種から潜在能力のある人材を連れてくることも珍しくなくなりました。
そのさらに進んだダイバーシティのかたちが障害者雇用、なかでも発達障害者の雇用ではないかと考えています。

発達障害者は生まれながらに、定型とは異なった脳の機能を持っています。したがって、発達障害者の採用は、正に「新しい知」の導入になります。

これからの企業に求められるのは、発達障害者がもたらす「新しい知」の価値観を認め、一緒に仕事をして成長していく仲間として受け入れるための環境調整です。さらに、発達障害者社員に対する機会提供や「異能」を伸ばす「人材マネジメント」が可能になれば、彼らは真価を存分に発揮するでしょう。

多様性を受け入れるダイバーシティが、その多様性を認め、それを活かす社会的共生にまで発展した段階を「ソーシャルインクルージョン（社会的包摂）」といいます。

8 障害者就労支援機関を使って人材を確保する

障害者就労支援機関とは、障害者の就労を応援し支え助ける（サポートする）機関です。公的なものでは、障害者就業・生活支援センター、区市町村障害者就労支援センター、ハローワーク、地域障害者職業センターなどがあり、民間では、社会福祉法人、ＮＰＯ法人、株式会社などの組織が運営する就労移行支援事業所があります。

ハローワークでは近年、発達障害者の

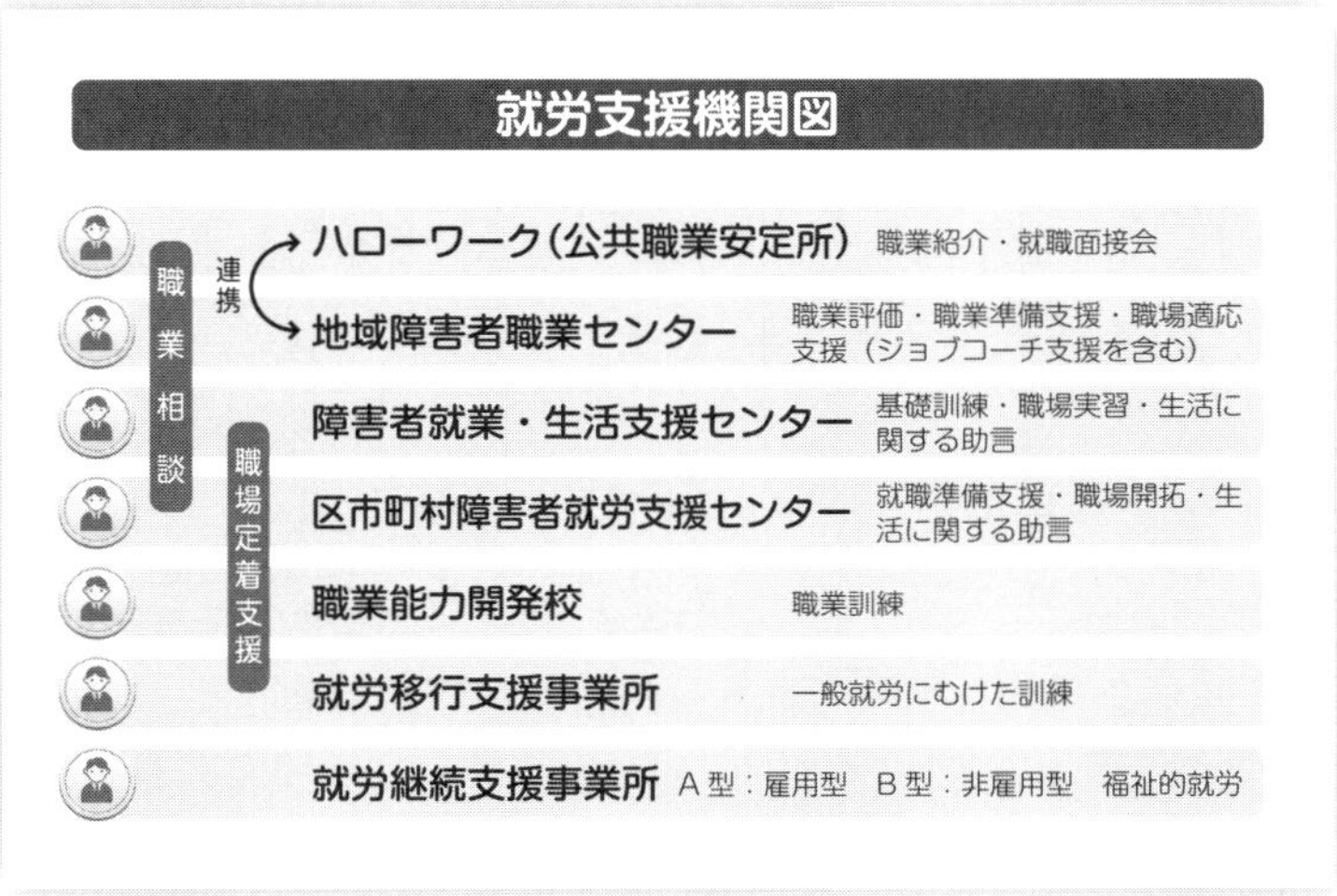

職業相談	連携	ハローワーク（公共職業安定所）	職業紹介・就職面接会
		地域障害者職業センター	職業評価・職業準備支援・職場適応支援（ジョブコーチ支援を含む）
	職場定着支援	障害者就業・生活支援センター	基礎訓練・職場実習・生活に関する助言
		区市町村障害者就労支援センター	就職準備支援・職場開拓・生活に関する助言
		職業能力開発校	職業訓練
		就労移行支援事業所	一般就労にむけた訓練
		就労継続支援事業所	A型：雇用型　B型：非雇用型　福祉的就労

就労支援を強化しており、個々の障害特性に応じたきめ細かな職業相談を実施するとともに、福祉・教育等関係機関と連携した「チーム支援」による就職の準備段階から職場定着までの一貫した支援を実施しています。

その中で、おそらく企業として一番接点が多いのは就労移行支援事業所でしょう。就労移行支援事業所との関係構築については、後ほど詳しくお話しするとして、ここでは少々複雑な就労支援機関全体のしくみについて説明したいと思います。

地域障害者職業センター

「地域障害者職業センター」は、「ハローワーク」との密接な連携のもと、障害者に対する、専門的な職業リハビリテーションを提供する施設として、全国47都道府県に設置されています。設置及び運営は、「高齢・障害・求職者雇用支援機構」が行っており、障害者一人ひとりのニーズに応じて、職業評価、職業指導、職業準備訓練及び職場適応援助等の各種の職業リハビリテーションを実施し、事業主に対して、雇用管理上の課題を分析し、雇用管理に関する専門的な助言その他の支援を実施しています。

障害者就業・生活支援センター

「障害者就業・生活支援センター」は「障害者の雇用の促進等に関する法律」に基づいて設置されており、職業生活における自立を図るために就業及びこれに伴う日常生活支援を行うセンターです。

平成29年現在、全国に３３２センターがあり、厚生労働省や都道府県から社会福祉法人やＮＰＯ法人に委託されています。

区市町村障害者就労支援センター

「区市町村障害者就労支援センター」は、障害者の就労機会の拡大を図るために、地域で一番身近な区市町村が設置する支援施設です。

障害者やその家族の求めに応じて、職業相談、就職準備支援、職場開拓、職場実習支援、職場定着支援の業務を行う障害者就労支援の最前線の窓口です。

就労移行支援事業所

「就労移行支援事業所」とは、障害者の一般就労を目的としたサービスを提供する事業所です。障害者が標準時間（24か月）内の利用で、社会的なルールやマナー・就職のための知識や技術を身につけるための訓練を行うほか、事業所内や企業における作業や実習、適性に合った職場探し、就労後の職場定着のための支援を行っています。

就労支援機関の役割としては、総じて障害者個々の特性把握と自身のコントロール方法の訓練、能力や状況に応じた適切な職場開拓、就職支援、就職後の定着支援などですが、特に重要なのはアセスメント（障害特性の客観的評価）だと思います。

なぜならば、アセスメントが完璧に行われていて、その内容がきちんと企業に伝わったうえで、適切な配慮がされていれば、ミスマッチングは概ねなくなり、定着支援が必要なくなるからです。そのアセスメントの精度を図るために企業におすすめしたいのは、採用前に行う「実習」です。

実習は、就職希望者の実際（障害特性・適性・能力等）の見極めができるとともに、企業内に障害者雇用のノウハウを蓄積できる貴重な機会です。

また、実習生である障害者にとっても、就職への不安や迷いを払拭し、自らの職業準備性を確認するチャンスになります。

「実習」については、第3章で改めて詳しくお伝えします。


就労移行支援事業所との連携を密に取りながら、その企業の役割期待に適う人材と成り得る発達障害者を採用すること。大げさに言えば、これが企業の未来を左右することになるでしょう。即ち、これから発達障害者を戦力とするには、企業ニーズにマッチした人材を確保し、「人材の供給」機能を果たすために、就労支援機関との関係を良好に保つことが求められるのです。

雇用成功へのカギは、就労支援員の見極め方

個々に特性の異なる発達障害者の中から、それぞれの企業で活躍できる人材を見つけるには、就労支援機関・支援員とのネットワークづくりがカギになります。なぜなら発達障害者の「担当者」である支援員が、誰よりも当事者のことをよく知っているはずだからです。歩むべき方向性や成長度合いを当事者と話し、考え、修正、実行し続けることを繰り返しできる支援員なら、特性を活かす方法についても、アドバイスがもらえることでしょう。

数多い支援機関の中から、発達障害者に特化したプログラムを持ち、かつ力のある支援員がいる支援機関を選ぶにはコツがあります。

支援機関や支援員を選ぶポイントは、就労支援を行うための基本的な知識・スキルをチェックすることです。左ページにチェックポイントをまとめました。

よい支援機関・支援員の見極めチェックポイント

1 支援に必要な基本的知識を理解しているか？

- [ ] ◎障害者福祉に関する法律・制度の知識があるか？
- [ ] ◎発達障害の特性に関する知識があるか？
- [ ] ◎職業相談に関するスキルがあるか？
- [ ] ◎障害特性に応じた職業的課題に関する知識があるか？

2 就労支援に関する制度の理解

- [ ] ◎障害者雇用促進法・雇用制度に関する知識があるか？

3 就労支援機関の役割と連携の理解

- [ ] ◎一般就労に向けたアセスメント（支援活動の事前調査）に関するスキルがあるか？
- [ ] ◎発達障害者個々の希望や特性に応じた仕事の選択やマッチング支援を行う知識・スキルがあるか？
- [ ] ◎他の関係機関（ハローワーク、障害者就業・生活支援センター、地域障害者職業センター、区市町村障害者就労支援センター、発達障害者支援センター、医療機関、その他）との連携・調整を行う知識・スキルがあるか？
- [ ] ◎対象者のアセスメントの結果、当事者の「やりたいこと」と「できること」を把握しているか？
- [ ] ◎対象者の障害受容と必要な配慮が何かを把握しているか？

4 企業の障害者雇用への理解

- [ ] ◎労働基準法、最低賃金法等、雇用に関する法律・制度の知識があるか？
- [ ] ◎企業に関する基礎知識（企業理念、企業概要、事業内容、業界内での地位、その他）があるか？
- [ ] ◎企業のニーズを読み取るスキルがあるか？
- [ ] ◎仕事の切り出しに意欲はあるか？（業務内容の詳細を知り、そのうえで、支援しようとする障害者の特性に合った業務の提案ができるか？）
- [ ] ◎就業後の障害者の状況に応じて、企業担当者や事業主への助言を行う知識・スキルがあるか？

5 就労支援の現場の理解

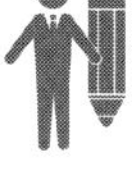

- [ ] ◎職場の雇用管理に関する基礎知識があるか？
- [ ] ◎職域開発に関する知識・スキルがあるか？

就労支援に携わる者としては、極めて当たり前のことばかりなのですが、すでにこの部分で失格となる支援員も少なくありません。特に、④・⑤ができない支援員が相当数います。

特に、就労支援の経験が浅い（概ね3年未満の）支援員は、普段、障害者の施設内作業指導や生活面に関わる業務を多く行っている場合が多く、求職活動や定着支援の業務が少ない傾向があります。

加えて、彼らの多くは福祉系大学の出身、あるいは福祉畑でのキャリアしかない、企業での経験が乏しい、企業の考え方や現場のニーズを理解できないことが多いようです。また、精神保健福祉士や社会福祉士といった国家資格を有する支援員の中には、障害そのものに対する専門性が深いがゆえに、企業の論理と対立する場合もあるようです。

とりわけ発達障害については、比較的に新しい概念であることから、発達障害に特化した支援機関であっても、発達障害への理解やノウハウが未成熟な支援員がいることがあります。

例えば、「こんな支援員はいらない！」と思います。

・就労支援機関の支援員が利用者（障害者）と一緒に企業見学に来たが、企業のホームページすら見ていないらしく、応募する意思があるのかどうか疑った。
・就職面接会において、企業がした質問に対し、障害者本人ではなく支援者が代わりに答えるので、本人と話がしたいと言ったところ、慣れない人とはなかなか会話ができないので代わりにすると言われた。
・職場体験実習中に様子を見に来た支援員が、なかなか思うとおりに業務をこなせない障害者に向かって「そんなこともできないと私が笑われる」と言っていた。
・就労支援員が障害者の意向を代弁して、事業主に「過重な負担」を及ぼす合理的配慮を強硬に求めてきた。

経験を上回る情熱と向上心を持って就労支援に取り組んでいる支援員と、いかにしてつながることができるか、発達障害者雇用の成功は支援機関・支援員にかかっていると言っても過言ではありません。見極めが非常に大切です。

就労支援のプロに聞く❶

発達障害者のファンだから企業を口説く自信がある！

——株式会社Ｋａｉｅｎ（カイエン）

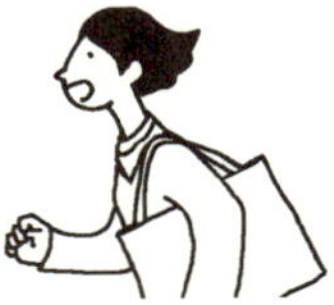

発達障害者の就労支援機関の先駆けとして、１０００人を超える支援実績を誇るＫａｉｅｎ。発達障害者の就労支援で実績を上げている理由はどこにあるのでしょうか。代表取締役　鈴木慶太氏に伺いました。

発達障害者の就労支援は難しくない

——発達障害者の就労支援は、特性が千差万別なので難しいと言われていますが。

●企業紹介

凸凹の〝悩み〟が〝強み〟に変わる！　発達障害者に特化した就労移行支援を行い、発達障害者の強みを活かせる求人を紹介、正社員化率も上昇している。

事業所は秋葉原（2か所）・新宿・代々木・池袋・横浜・川崎の7拠点ある。一般枠も障害者枠も手厚く就職活動をバックアップしている。発達障害者に適した独自の求人開拓を行い、就職率は全国平均の5倍超（定員の１３５％）かつ定着率は9割を超える。ほかに、発達障害（疑い含む）の大学生・専門学校生等を対象に、学生生活・就活の支援を受けながら仲間・友人を見つけられる居場所的なプログラム「ガクプロ」を秋葉原・新宿・川崎で開講中。

鈴木 難しいとは思いませんね。厚労省の障害者の就業状況などに関する調査研究、障害者職業総合センターが発表した2017年の研究で、精神障害者の定着率は1年後49・3％、身体障害者は60・8％、知的障害者が68・0％、発達障害は71・5％です。弊社では1年後90％を超えます。それだけ価値を感じていただいていると思います。同業他社を例にとると、就職者数が定員20人当たりで10～15人だと優良です。弊社では30人を超えていて、2～3倍の結果を出しています。その理由は、一人ひとりの能力が高く、企業に入って定着するからです。今の課題は、就職希望者の集客です。

――支援のポイントはどういうところでしょうか？

鈴木 支援が難しい人のほうが目立ちやすいので、印象がひきずられてしまうのですが、ポイントは一般企業の人材教育と同じです。周囲の環境や仕事の意味をわかりやすく整理し伝える構造化や、仕事の単純化、視覚支援、反復して覚えさせる、人によって指示の粒度を下げていくことです。今挙げたポイントは一般の会社では普通に行っています。

福祉の人は、発達障害者に「共感」という心のサポートをしようとします。就職ができない、過去いじめがあったなど、二次障害の人もいます。けれども、発達障害というのは心の病ではなく、情報が混乱している状態と考えたほうがよいため、情報を整理してあげればいい。特別に支援に知識が必要ではないんです。障害者枠で苦手なところを前提で雇うのであれば雇いやすいと思います。

――心の病、メンタルが難しい人に対してのケアはどのように？

鈴木　うつとか双極性障害などの人には、共感して、スモールステップで徐々に回復できるようにサポートしています。弊社では、先ほど挙げた支援のポイントをベースに共感していきます。精神障害といっても双極性とうつ、不安障害系の人と人格障害、愛着障害系の人は違います。後者の場合は、医療福祉の技術が必要になってくると思います。

弊社には発達障害と愛着障害や人格障害が重なっている人が多いのですが、その人たちは、二次障害が収まるまで待ちます。弊社では、平均すると、半年くらいで就職しています。働けるようになるまで待って、就活すれば2年以内で就職できます。

若い企業ほど、発達障害の特性を理解している

――受け入れ企業は、どのように探していますか。

鈴木 30〜40社くらいの企業を招いて合同面接会を行っています。企業は、発達障害者でもトレーニングを受けて、自己理解できた人がほしいわけです。紹介するときには、職種はこれ、仕事量はこれくらい、などと具体的に伝えます。構造化した環境で、働く訓練をする中で、自己理解を深めてもらいます。企業は一人雇ってよい結果だったら2人目を雇いたいと思い、自然と増えていきます。

――発達障害を知らない企業には、どんなことを伝えるのでしょう。

鈴木 発達障害者の雇用は難しくはないけれど、人によって個別の対応が必要だと伝えます。発達障害者の雇用が進んでいる企業は、創業10〜20年くらいの若い企業が多く、発達障害の特性のある人が社内にいることもわかっていますのでイメージがしやすいのです。

――発達障害者雇用の先駆けとしてご苦労も多かったと思いますが、最初はどのよ

うに受け入れ先を開拓したのですか?

鈴木　時間をかけて、一つ一つ理解していただきました。口説く力には自信があります。私たちは、発達障害の特性を豊かな個性と捉えていますから。くだけた表現をすれば、「この人おもしろい!」というポジティブな感覚ですね。まず、その人の魅力をわかったうえで、担当者が企業を口説くということですね。

もう一つは、資本主義の論理をきちんと理解し、企業に新しいことをさせるという印象を持たせないことです。難しい面もありますが、それはさまつな部分であり、大げさに受け入れ態勢を整えなくてもいいことをわかってもらいます。

職場定着はマッチングが決め手

——職場での定着支援についてどうお考えですか?

鈴木　極端な言い方をすれば、職場定着支援をしないといけない状態になるというのは、よい支援ではないかもしれないとすら思っています。定着支援しないといけないくらいマッチングができていなかったということですから。相手企業のことをよく知り、発達障害者のことを知ってのマッチングで95％決まるといっても大げさではないですね。

そのためには、当事者の自己理解が必要です。何ができて何ができないか、できない部分への対策は何か。半年くらい訓練すると蓄えられます。振り返りが難しい人たちなので、言語化し、自分の知識としてちゃんと理解させます。そして、職場体験して、職場の人に理解してもらえば、就職は難しくはありません。

――発達障害者を企業に受け入れてもらう具体的な流れを教えてください。

鈴木 発達障害に興味を持っている企業の方に、弊社を知っていただくことから始まります。理解をいただいたうえで、その企業の仕事に向いた人を探します。ニーズに合わせ、アセスメントをした人から選び出します。

就職希望者にアセスメントを行うのですが、最初の30分くらいの面談でその人のタイプがほぼわかります。しかし、それは企業側と医療福祉の面と、2つの目を持っている人じゃないとできません。その障害の程度とか苦しみを分析する力、この人を部下に持ったとき働かせられるかという視点で、労働時間とか職種とか指示の仕方をある程度イメージできる人材を育てる必要があります。そういった人材が、弊社のこれまで培ってきた実績を活かして、本人目線の自己像と周囲から見た像のずれを見ます。その人のタイプや課題、職業の適性がわかるマニュアルも用意しています。

――雇用に結びつく企業へのアプローチの決め手はありますか?

鈴木　各企業が、本当に人をきちんとアセスメントして、一番、経済合理性のある人を雇っているかといえば疑問です。ほとんどが勘といったあいまいなもので判断されているのではないでしょうか。もちろん実習で適性がないことがわかったり、求められているスキルがない人もいます。

しかし、弊社でトレーニングを受けた人は、ほとんど合格域に入っています。だれが選んでもらえるかとなると、その人の持ち味に対する興味・関心です。そこを高めるようにします。そのためには、まず、私たち支援者がそう思って一人ひとりに接していくことが大切です。

第2章

発達障害者を理解する

・発達障害とは何か
・女性のアスペルガー症候群
・発達障害によく見受けられる特性
・特性に起因する「リスク管理」

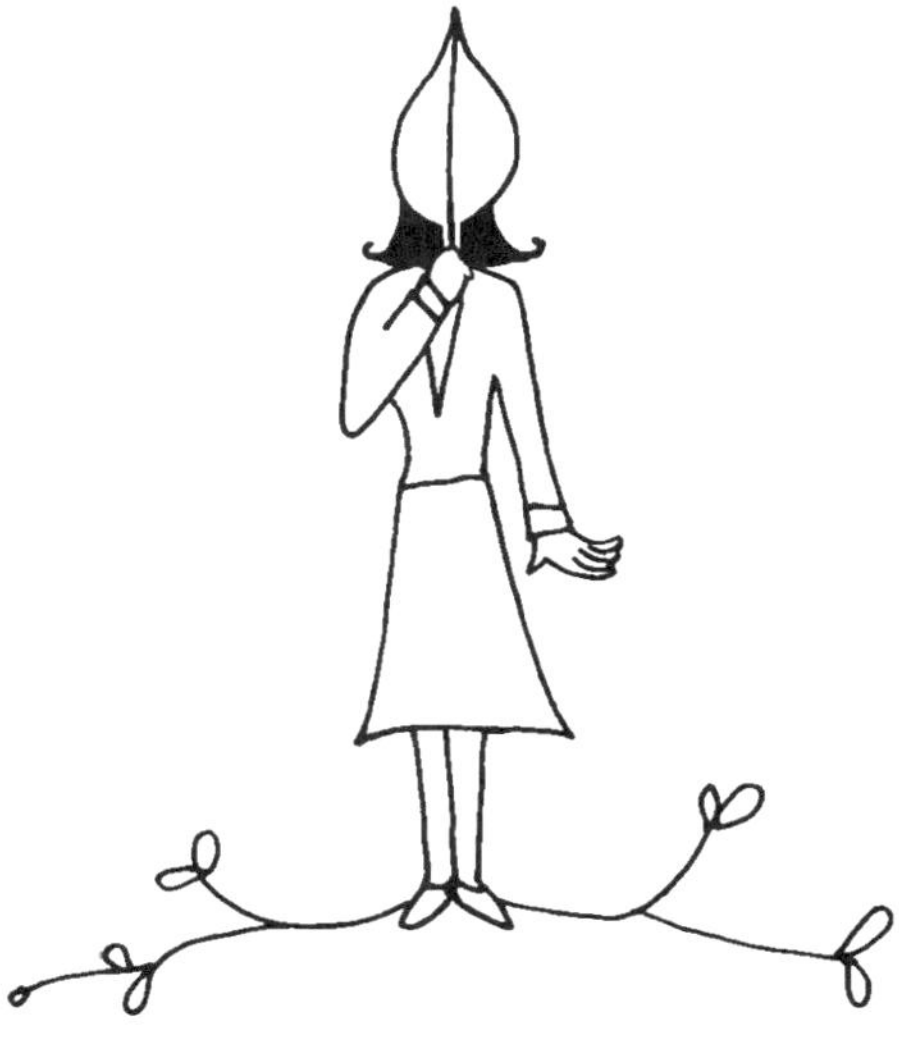

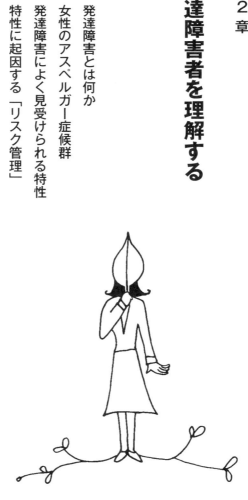

発達障害とは何か

発達障害の原因は、何らかの脳機能の障害といわれています。事故や病気等が原因で後天的に発生したものではありません。先天的に「脳の構造」自体が違うのです。したがって、苦手なことは「頑張ればできる」ようにはならないのです。

「発達障害」は病名の総称であり、個別の疾患ではありません。発達障害者の雇用に際して、企業には、まず発達障害を正しく知ることが求められます。

企業の人事担当者として最低限知っておいてほしいことをまとめました。

発達障害の種類

平成17年4月1日に施行された「発達障害者支援法」では、以下の障害を発達障害と呼んでいます。

◎自閉症

３歳くらいまでに生じ、①社会性　②コミュニケーション　③イマジネーションのすべての領域で障害が見られるもの。知的障害を伴うことが多く見られます。

自閉症のうち、知的発達の遅れを伴わないものを高機能自閉症といいます。

◎アスペルガー症候群

自閉症と同様に、他者との関係の障害やこだわりは見られるが、知的障害を伴わず、言語的発達も良好であるものをいいます。特徴としては、「見ず知らずであるのに、あたかも親しい仲のように話しかけてしまう」「会話はスムースであるが、辞書のような硬い言い回しや慣用句などのフレーズを使う」などといった表れ方のため、一見問題ない、あるいはほかの問題に見えてしまうような場合があります。

女性のアスペルガー症候群

女性のアスペルガー症候群は、男性のアスペルガー症候群と比べると、こだわりの強さやコミュニケーションの問題といった特徴があまり目立ちません。そのため、アスペルガー症候群だと気づかれずに、医療機関にかかっても見過ごされることも少なくありません。

私たちが知っているアスペルガー症候群の特徴は、そのほとんどが男性のアスペルガー症候群から得られた情報です。

女性のアスペルガー症候群の場合は、悩みごとも対処法も男性と異なっています。

女性のアスペルガー症候群の特徴

・思春期までアスペルガー症候群の特徴があまり目立たない（男性の場合、幼児期からアスペルガー症候群の特徴が見られる）

・思春期になってからも、社会性の乏しさは、男性ほど顕著に出ない。

・何よりも人間関係で悩む。
・原因不明の体調不良に悩まされる（不眠、寝起きのつらさ、めまい、頭痛、胃腸の不良など）。
・男性にだまされて、性的な被害にあうケースもある。

特に人間関係、恋愛やファッションなど、女性同士の他愛のないおしゃべり（ガールズトーク）が苦手で悩むという話はよく聞きます。

男性とは違うといっても、自分の興味がない話には関心がないのがアスペルガー症候群の特徴ですから仕方がないのかもしれません。そこそこの会話ですませて、深入りしないようにとアドバイスしています。

コミュニケーション面でいえば、悪気なく言った言葉が相手を怒らせてしまうということもよくあります。しかも、なぜ相手が怒っているのか、その理由がわかりません。

アスペルガー症候群の人は、人の表情から相手の気持ちを読み取ることが苦手です。そのため、知らないうちに嫌われて、いじめられる場合もあります。

アドバイスとして、使ってはいけないＮＧワード集などを自分でつくるようにすすめるのもよいでしょう。

　また、特につらいのが体調不良です。

　アスペルガー症候群の女性には、自律神経失調症のような身体症状がよく見られます。体質的に神経系の機能不全が起こりやすいようです。医療の現場でも、女性のアスペルガー症候群の症例は、あまり知られていません。そのため、女性の場合は、なかなか正しい診断が得られないことがあります。

　残念ながら、大人の発達障害を診断できる専門医は少ないのが現状です。私の周りにも、発達障害の正しい診断が受けられなかったうえに、症状に合わない薬を服用して、二次障害を引き起こし、ほとんど「引きこもり」状態になってしまった人がいます。

　こうなると、専門医に連れていこうとしても、なかなか困難です。

　アスペルガー症候群は、男性が女性の数倍多いとされてきましたが、そうではなく、男女で特性の現れ方が違うのではないかと考えています。

　今後、アスペルガー症候群の性差による特性の研究が進めば、女性のアスペルガー症候群が見過ごされることなく、今よりもっと適切な対応と支援が受けられるようになるかもしれません。そのことを切に望みます。

◎広汎性発達障害（自閉症スペクトラム）

自閉症、高機能自閉症、アスペルガー症候群等を一連の障害ととらえた総称です。日本の病院での診断や省庁の制度・統計には、ＷＨＯのＩＣＤ－10（疾病および関連保健問題の国際統計分類第10版）が使用されていて、広汎性発達障害と記されています。

しかし、平成25年に、アメリカ精神医学会のもう一つの診断基準であるＤＳＭ（精神障害の診断と統計マニュアル）の最新版ＤＳＭ－５で、「自閉症スペクトラム」という概念が導入されました。特性の出方の強弱をひと括りに定義した形です。つまり「広汎性発達障害」は一世代前の診断名、「自閉症スペクトラム」は最新の診断名といえます。２つの診断基準が入り混じって使用されているので、紛らわしくなっていますが、「自閉症スペクトラム」の診断名が一般的になりつつある傾向です。

◎学習障害

知的発達に遅れはないものの、ほかの全般的な能力に対し、「読む」「書く」「計算する」ことが単独、もしくは複数で苦手とする特徴があります。

◎注意欠陥・多動性障害（ＡＤＨＤ）

不注意、多動性、衝動性を特徴としており、これらの特徴を伴った症状が年齢や全体的な能力に比べ、不相応に著しく認められます。

◎その他政令で定められるもの

その他、これに類する脳機能の障害であってその症状が通常低年齢において発現するものをいいます。

発達障害の特性や症状は一人ひとり異なります。

例えば、社会性の欠如・コミュニケーション力の弱さ・創造性の障害（こだわり）が特徴とされる「広汎性発達障害」の人の中に、こだわりがあまり見られない人がい

発達障害概念図

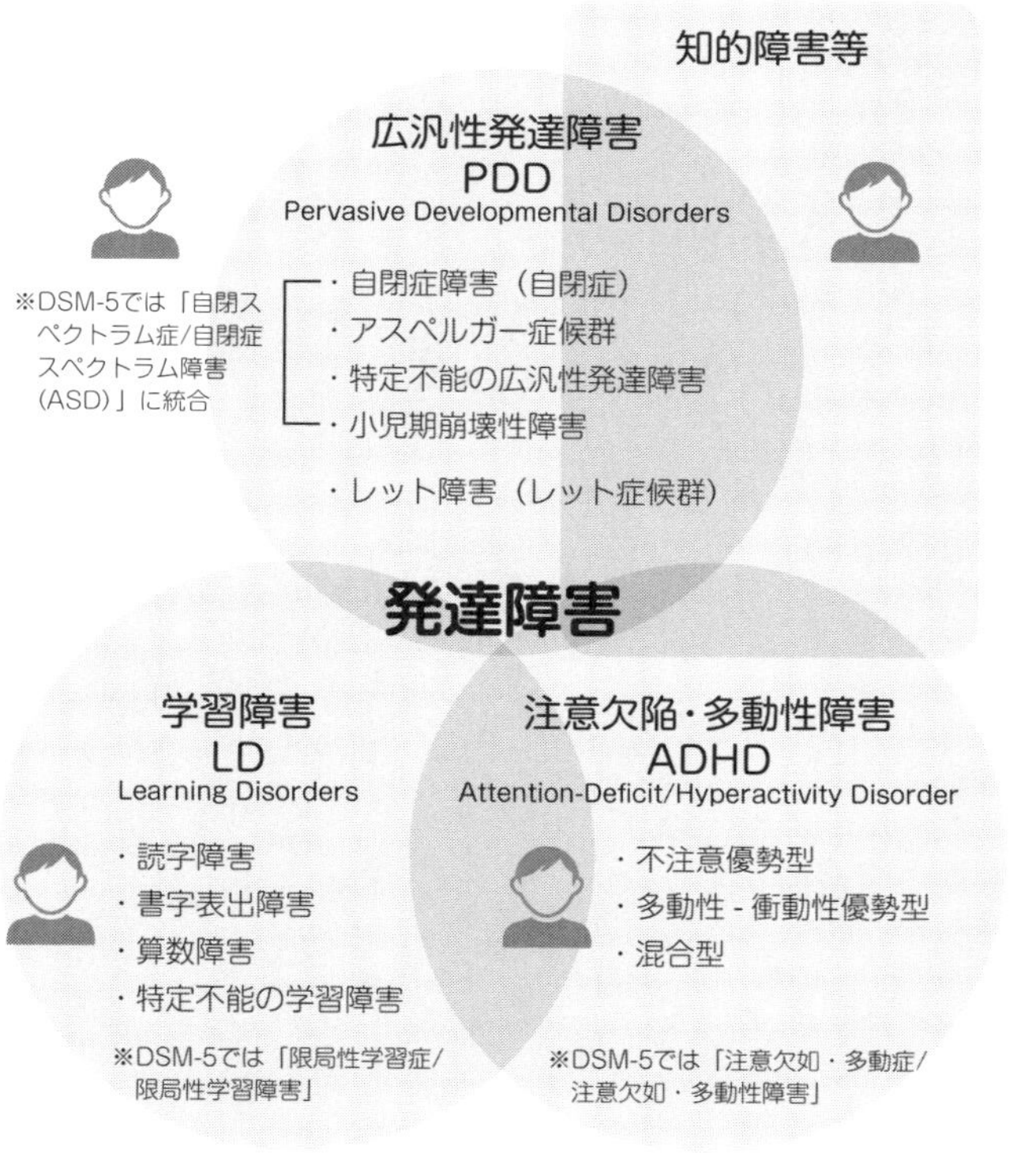

※この図は、ICD-10とDSM-IV-TR、DSM-5を参考にして作成した概念図

たり、不注意、多動性、衝動性が特徴である「ＡＤＨＤ」の人の中にも、多動性が認められずに、「ＡＤＤ（注意欠如障害）」と呼ばれる人がいたりします。

また、図が示すように、広汎性発達障害とＡＤＨＤ、ＡＤＨＤと学習障害等の診断が重なっている場合も多々あります。

発達障害によく見受けられる特性

発達障害には、次のようなよく見受けられる特性があります。対処法とともに紹介しましょう。

❖ 慢性的な体調不良 ❖

発達障害の人の中には、慢性的に体調不良を訴える人があり、内科的に診断がつかないため、怠けていると見られて悩んでいる場合があります。

どのようなストレスに弱いのかということには個人差があり、一概には言えませんが、よく聞くのは、「起き上がれないほど体がだるい」「何をしても気力がない」「どれだけ寝ても疲労感がとれない」「眠れない」「めまいがする」「頭が痛い」「胃腸がおかしい」といった症状です。

おそらく、定型発達者と違う脳機能のために、先天的に自律神経等の動きがうまくコントロールできないことが理由で、心身に不調が起こりやすいと思われます。

《対処方法》

こまめに休憩を取るほか、ストレス対策としてのエクササイズ（ストレッチ＋トレーニング）を休憩時間等に短時間やってみる、ブリージング（呼吸法）等があります。

日頃から定期的に面談を行い、不安や緊

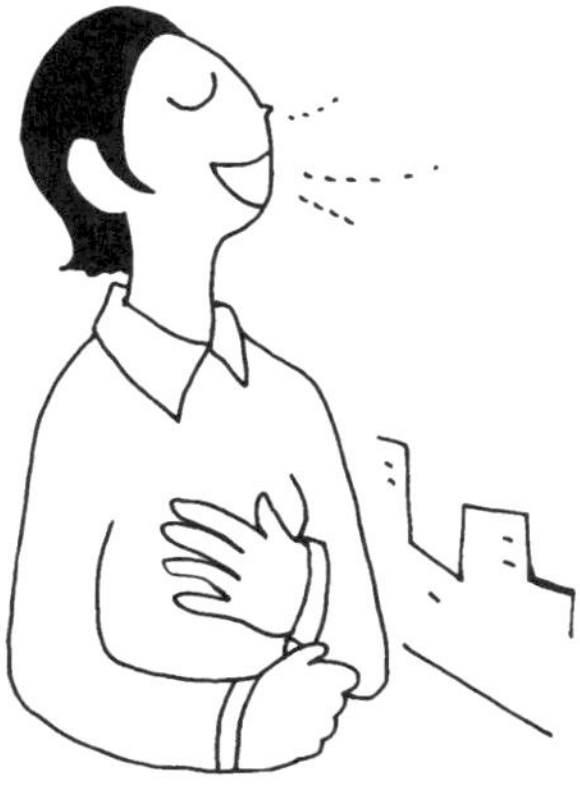

張を取り除く「ガス抜き」をしてあげましょう。不調を継続的にモニタリングすることで、本人が不調のパターンに気づき、セルフケアにつながる場合もあります。

巻末の〈実務資料集〉の「体調管理表（作成例）」を参考に書き出すことをおすすめします。

❖ 感覚過敏 ❖

発達障害者がストレスをためやすい原因に、さまざまな情報を定型発達者よりも細かく大量に拾い上げてしまうという特性があります。そして、そうした情報の中には、視覚、聴覚、触覚などに対する刺激となって現れ、彼らの生きる世界全体に大きな影響を及ぼすものがあります。

刺激に没頭したり、強く記憶に留めたり、恐れて回避しようとしたり、ほかの刺激を見落としてしまったり、行動の切り替えが難しくなる結果が現れる点で共通しています。

こうした状態をまとめて感覚過敏と呼んでいます。

・うるさい場所が嫌い
・雨が当たると痛い
・扇風機の風が痛い
・カメラのフラッシュのあと何も見えなくなる
・電車の中吊り広告の見出しの文字が目に刺さるように感じる
・こたつに入ると足が消えるように感じる
（温度の刺激によって起こる皮膚感覚が身体感覚を圧倒する）

といったことが症例として挙げられています。

また、刺激に対する過剰な反応があるため、刺激のある環境を避けることがあり、「感覚回避」と呼ばれています。お酒のにおいが嫌で冠婚葬祭の場にはいられないなど、社会的交流を避けるパターンが多いようです。

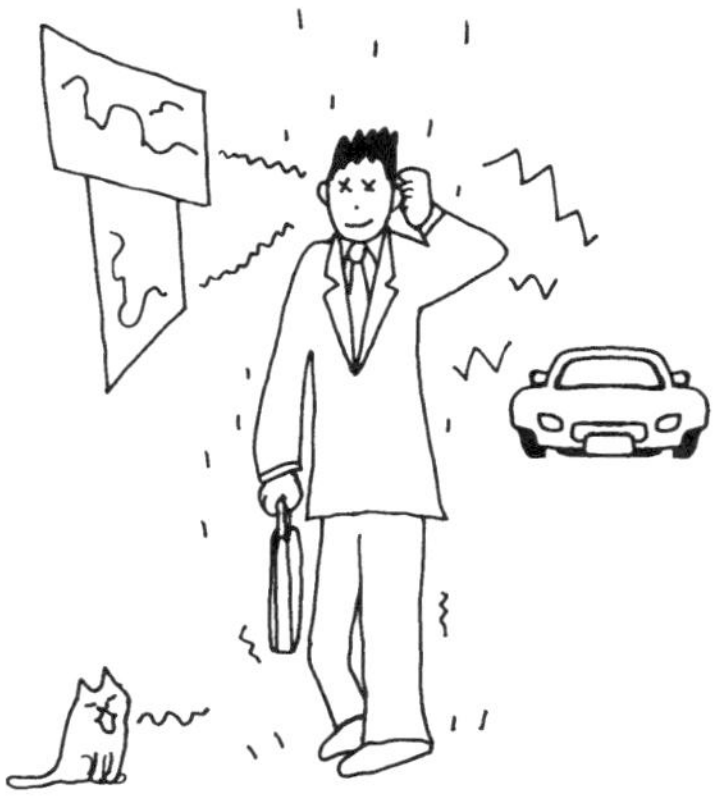

ですから、照明がまぶしかったり、音がうるさかったりする電機店、コンビニ・ドラッグストアの販売員、魚のにおいや、冷房がきついスーパーの鮮魚コーナーでの勤務、ホールや厨房に五感への刺激があふれている飲食店など、つらい状況が多い職種は避けるべきです。

《対処方法》

感覚過敏がある人が仕事を続けていくためには、次の2つの環境へのアプローチが必要です。

1　防備する

過剰な刺激を、いろいろなツールを使って防ぐことができます。

・音 ➡ 耳栓、デジタル耳栓、イヤーマフ、防音パネルなど
・まぶしさ（光）➡ サングラス、色つきメガネ、ＰＣ画面に貼るフィルムやアクリル板など
・情報量 ➡ ついたてやパーティション、ファイルケースの色の統一など

２　つらい状況を避ける

においや音、光、寒暖の差の強い場所など、五感の刺激が強くなるような仕事から離す。

❖ 感覚鈍麻 ❖

感覚過敏とは逆に、刺激に対する反応が低くなることを「感覚の鈍感さ（感覚鈍麻）」といいます。これも感覚の働きに偏りがあることが原因です。

例えば、病気や事故でかなり酷いダメージを受けているにもかかわらず、その痛みに気づかず、病院での手当てが遅れてしまうこともあります。知人には、仕事に熱中するとお腹が減る感じがなくなり、倒れる寸前まで何

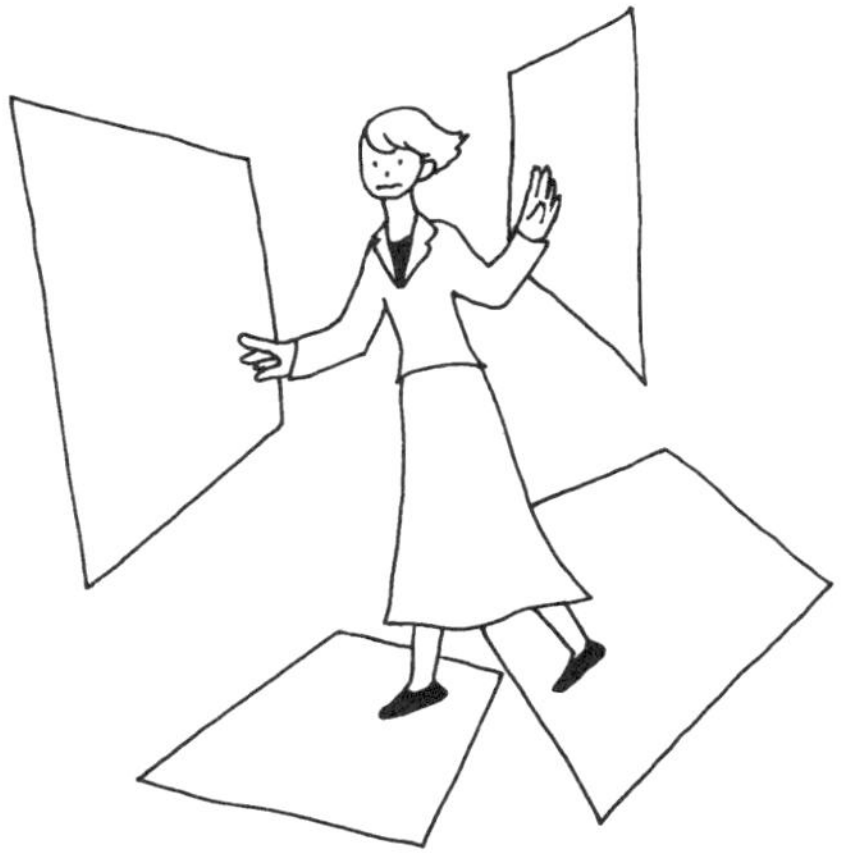

も食べていなかったという人がいました。

また、感覚が鈍い人、特に子どもが多いのですが、自分が感じる刺激を過剰に求める「感覚探求」という行動をとる場合があります。例えば、何でも触って回る、絶えず洋服を触っている、など落ち着きがなかったり、周りの人にベタベタして、距離感が近い行動をとる場合が見受けられます。

このような落ち着きのない行動が見られる背景には、本人の脳に必要な感覚が十分に満たされていないことが原因にあるのではないかと考えられています。

《対処方法》

本人の感覚への要求を満たせるような環境を提供してあげることです。例えば日常的に使っている縫いぐるみなど、触感になじみのあるものの持参をすすめてあげるなど。

❖視線恐怖❖

常に誰かに見られている気がして、不安や恐怖から仕事等が手につかないという発達障害者も珍しくありません。「とらわれ」という精神的な要因で起こる症状だといわれていて、はっきりとはわかっていません。全く症状が出ない人もいて、その意味では、「こだわり」がマイナス方向に強く出たものと考えています。

視線恐怖症は、対人恐怖症（社交不安障害）の一つです。性格的な要素や日本人特有の不安を感じやすい遺伝子傾向もあって、発達障害でない方にもおられますが、前述のように、発達障害の方にも非常に多い症状で、「こだわり」が原因だと考えられます。

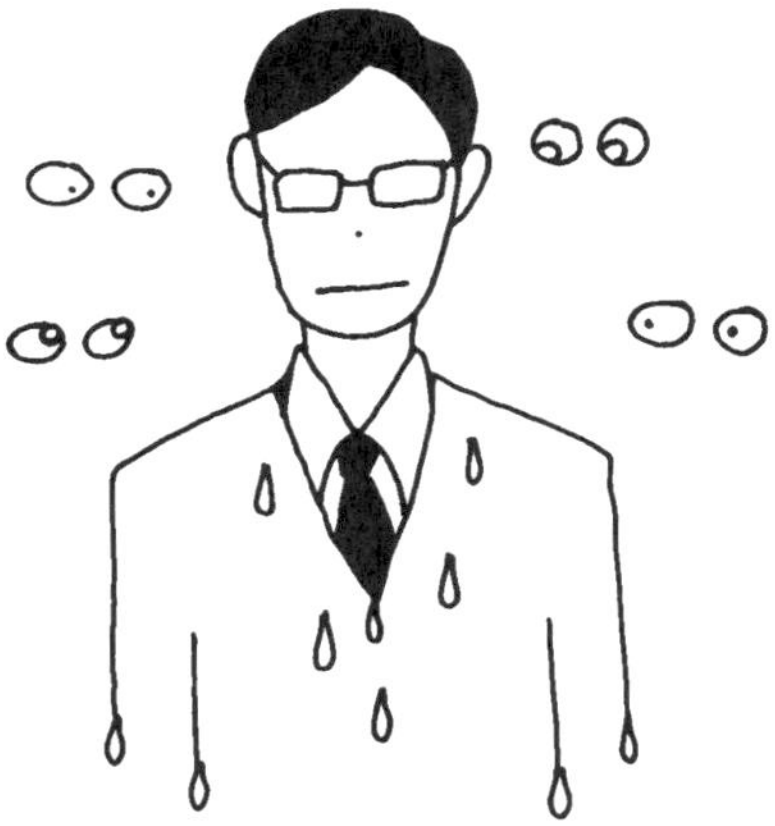

《対処方法》

対処の仕方としては、①きっかけを把握する（きっかけを把握すると、どんな場面で恐怖や不安を覚えやすいのか傾向をつかみやすくなることで、事前に心構えをしやすくなり、心の準備ができて、緊張感も和らぐことが多いといわれています）②自信を持つ（原因を自分のせいにしない）③価値観を見直す ④食事や生活でセロトニン（質のよい睡眠に欠かせない脳内物質、ナッツ類・乳製品・魚・大豆食品などに多く含まれる）を増やす ⑤早めに精神医やカウンセラーの治療を受けることが挙げられます。

企業の対応としては、「気にするな」「他人はあなたのことなんて気にしていない」「強い心を持て」と言ったところで、かえって意識過剰になって、うつや注意妄想・追跡妄想のような二次障害を引き起こす場合があります。励ますつもりで軽々しく口にせず、症状が重い場合は、医療機関に任せたほうがよいでしょう。

❖ 視覚優位 ❖

発達障害者には視覚優位が多いことが知られています。字から想像はつくと思いますが、「視覚優位」の人とは、目から入った情報を理解する人です。写真のように平面的に記憶するタイプの人と映像のように記憶するタイプの人がいるようです。

一般社会は、定型発達の人が中心で、「聴覚優位」の人が多いので、口頭指示で仕事が進行し、視覚優位者が理解することが難しくなります。

《対処方法》

耳で聞いて理解するのが得意な「聴覚優位」が多数な定型発達者主体のシステムの中で、発達障害者は、困難に直面する場合も少なくないようです。言葉で言われても覚えきれない場合があり、メールや書面での指示が有効です。

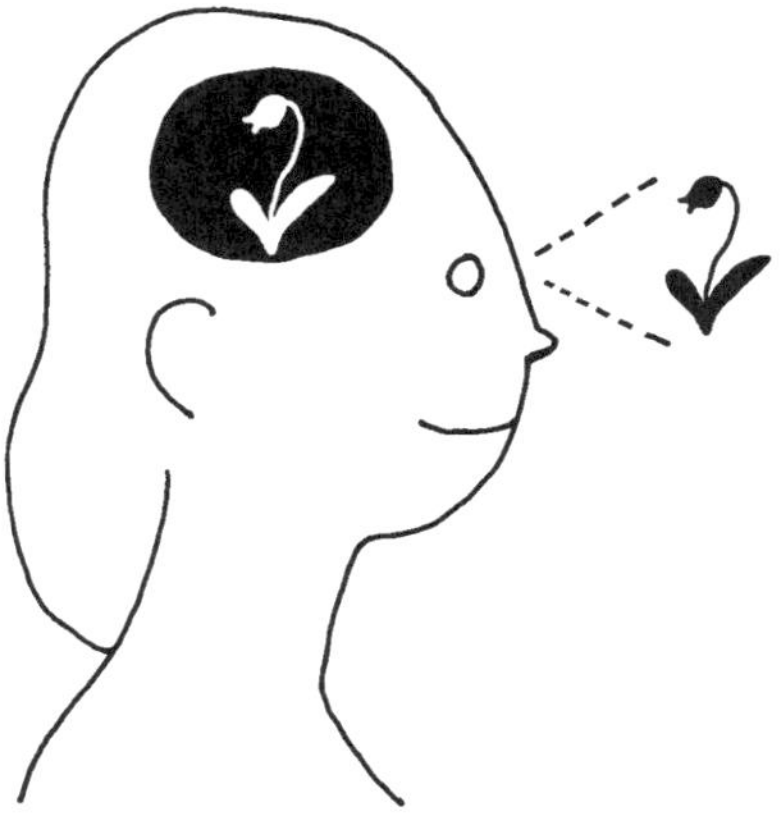

特性に起因する「リスク管理」

発達障害者は「脳の構造」が定型発達者と異なるため、もともと高レベルのリスクがあります。ここに、トラブルなどの刺激が加わると、容易にダメージを受ける傾向になってしまいます。特性上、知らず知らずのうちに脳がストレスをため過ぎるのが原因だといわれています。

このような特性に起因するストレス等のトラブルを事前に回避できればよいのですが、本人がストレスと意識していない場合も多いのです。もともとコミュニケーションの学習が不足しているところに、対人トラブルや職場トラブルが発生すると、自己肯定感の低下やうつ病等の精神症状の発生といったダメージを受けやすくなっています。

慢性的な体調不良をかかえながら仕事を続けているうちに限界値を超えてしまい、

長期休暇や退職につながるケースも多いので、普段から小まめなコミュニケーションを取り信頼関係を築くことがリスク軽減につながります。

体調管理アプリの活用で「自己管理」

普段からバイタルサイン（脈拍あるいは心拍数・呼吸〈数〉・血圧・体温）や天気予報（気温、湿度、気圧など）をチェックし、自己管理を促しましょう。スマホのアプリの活用も有効です。

・「頭痛―る」
　全国主要都市の気圧予報と天気予報をチェックし、自分自身で気圧グラフ、プッシュ通知（気圧の大きな変動を知らせる通知）で頭痛予測ができるアプリ

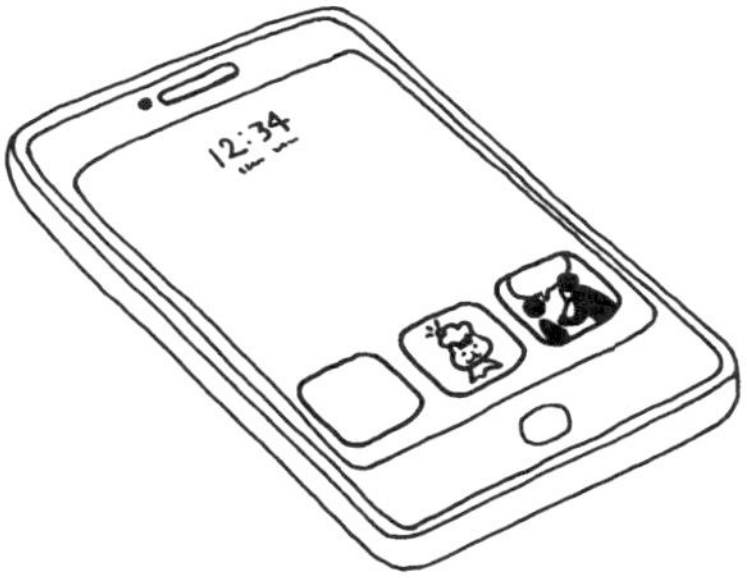

・「つたえるアプリ」
本来はがん患者向けの「つらさ」を記録し、医療者へ「伝える」アプリとして活用されています。

痛み、だるさ、眠気、吐き気、不安等、さまざまな項目をカルテ化、グラフ等で振り返ることができます。

パニックにならないための対策

「焦りやすい」というリスクを抱えていることも多い発達障害者。仕事量の増加等、多少の負荷の増大でパニックが起きることがあります。

仕事の優先順位をあらかじめ決めておき（例：①期限の短いもの　②すぐ終わるもの　③職位が上の上司から頼まれたもの）、さらにそれを紙に書き出して貼っておくなど、視覚的に示すことで回避できます。

ダメージからの回復

「何が言いたいのかよくわからない」「皆があなたのことを変だと言っている」等、定型発達者が感じる発達障害者の言動の不自然さを直接伝えることは、軽い冗談であっても「いじめ」につながり、深刻な場合にはＰＴＳＤ（トラウマ）を誘発することがあります。

発達障害者へのコミュニケーションに注意をして、ダメージを与えないようにすることが必要です。

症状が出てしまった場合には、早期に医療につなげるとともに、再発を予防するための職場の意識づくりが求められます。

発達障害者の雇用管理については、本人との面接や医療、福祉、その他の専門機関の意見を通して、職業上の課題を把握していくことになります。その過程では、それぞれの発達障害の特性の違いを踏まえて、次の事項を含めて、本人理解を進めることが必要です。

① 情緒（気持ちの安定、自信や意欲）
② 対人関係
③ 仕事への対応ぶり
④ 生活・健康等

しかしながら、発達障害者の雇用管理ノウハウが、社会全体として蓄積の途上であること、個々の企業においても雇用経験がない企業が多いことから、一つひとつ工夫しながら進めていくことが求められるでしょう。

特に、人権、権利擁護については十分な配慮が必要です。

障害者の人権への配慮、権利擁護については、障害者の虐待の防止、「障害者の擁護者に対する支援に関わる法律（障害者虐待禁止法）」に次の5つの禁止項目が事業主の責務として規定されています。

①　身体的虐待
②　性的虐待
③　心理的虐待
④　放置・放棄
⑤　経済的虐待

発達障害を正しく知ることは、実はそんなに難しいことではありません。

ストレスの原因となる職場の人間関係や環境を調整し、ストレスを軽減できるようにすることは、どの企業でも既に行っていることで、そのための個別的配慮も、新卒者や中途入社者の受け入れの際には、丁寧に行われていることと思います。その丁寧な個別的配慮を発達障害者向きに行えばよいのです。

発達障害者の仕事を切り出すために企業の仕事をカスタマイズ

——ハッピーテラス株式会社

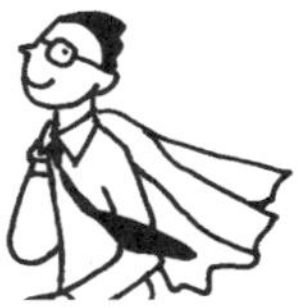

発達障害児の支援からスタート。3年前から発達障害者の就労支援に特化した事業展開を行う。ディーキャリア柏オフィスマネージャーの大茂誠明氏に支援のポイントや成功事例をお聞きしました。

当事者の勤怠安定と自己理解をサポート

——間もなく創業から4年を迎えられますね。雇用を

●企業紹介

「発達に凸凹があっても、社会の一員として自然に受け入れられ、活躍できる」そんな社会の実現を目指し、障害児通所支援事業と就労移行支援事業を行う。

就労移行支援事業ディーキャリアでは、就職を希望する障害者を対象に、その適性に応じた職業訓練、職場の開拓、就職後における職場への定着のために必要な相談などを行っている。柏オフィスでは、ハッピーテラス柏ジョブサポートもあり、主に知的障害者向けに支援を行う。「ライフスキルコース」「ワークスキルコース」「リクルートコース」を通じて自立と就職を目指す。

進めるうえでの支援のポイントはなんでしょう？

大茂　就労移行支援事業所に通ってくる人に必要なことは2つあります。一つが勤怠を安定させること、2つ目が自身の特性を理解する、この2つが非常に重要です。

――勤怠安定のために継続して通うための工夫はありますか？

大茂　将来のビジョンを一緒に考え、そのビジョンに向かって働くことの重要性を理解し、そのため通所しなければいけないと納得してもらいます。

かかりつけの医師と投薬について相談したりもします。投薬量が足りない人もいるので、コントロールしてもらい、安定させると通所につながります。

――特性理解のためにどのようなことを行っていますか？

大茂　ナビゲーションブック、自分自身の取り扱い説明書のようなものを作っています。作業面と対人面と思考面、この3つの観点でどういう特性があるかということと、自己管理の方法、配慮してほしいところなども書いてもらいます。書いた後に、スタッフ向けにプレゼンもしていただきます。まずスタッフを納得させることが第一目標となります。プレゼンに向けて自分の負の部分を見なければいけないのは大変なようですが、実際に整理して、フィードバックを受けながら完成させたときによかったとおっしゃる方も多いです。目安として平均半年くらいかけてプレゼンできるようなところまでもっていくように支援します。

企業からは、特性理解の部分で非常によくできている、配慮事項、当事者の強み弱みをしっかり伝えられることをほめてもらえます。

発達障害者の仕事を切り出す3つのポイント

――利用者の仕事を見つけるポイントはなんでしょう?

大茂　実際には仕事を探す方法としては3つあります。一つは、すでに求人票で、障害者雇用求人にアプローチする方法。もう一つは障害者雇用求人ではなく、一般の求人にアプローチして障害者求人に変えてもらう方法、最後は全く求人が出ていないところに障害者求人をつくり出す方法です。

例えば、3つ目を行った事例を紹介します。アスペルガー症候群の方で社会性に問題があり、うまく会話ができないYさんの例です。ただ単調な作業は非常に得意で、黙々と飽きずに行うというのが強い部分でした。特に食品に興味が強く、ある特定のスーパーマーケットで働きたいと希望しました。しかし、求人が出ていなかったので、お店に直接アプローチをして関係性をつくり、惣菜パンをつくって売る事業そのものを提案しました。当社で仕事をつくり出し、Yさんの就職を実現できたのです。

——一般の求人を障害者雇用に変えた事例はありますか？

大茂 クリニックの医療事務の仕事が一般求人で出ていました。それを、もともと医療事務を経験していた利用者のために、障害者雇用にできないかとお願いしました。障害者雇用に切り替えると金銭的なメリットもあるので、トライアル雇用などの制度や付随する助成金のお話を含めて提案し、受け入れてもらいました。

社内で相談しやすい環境をつくり、心理的な安全面の確保を

——共通して見える発達障害者の支援のポイントとは何でしょう？

大茂 物事の整理が苦手な方が多いので、支援のポイントに置くことが多いです。思考の整理も然り、物理的な整理も然り。また、ネガティブな方向へ考えてしまう人

も多くて、ひとりから言われたひと言を思い詰めて考えてしまい、リフレーミングがうまくできないんですね。そこをサポートして、考え方を変えていくことも必要です。

――就労してからの継続支援についてはどうですか？

大茂　実際に就労してみて難しいときは、配置転換や仕事の切り出し方を変えてもらいます。

例えばおしぼりを洗う仕事で、もともとはおしぼりを巻く作業をしていた人がいました。特性上、丁寧に作業ができず、クレームの対象になってしまい、ほかの仕事を切り出していただくようお願いしました。箱を洗う、機械に入れる前のごみをつぶす、排水溝の清掃など、正確性をそこまで必要としない業務をやってもらうようにしました。本人もプレッシャーがなくなり楽しく仕事をしています。

私自身、ハッピーテラスのビジョン「凸凹が活きる社会を作る」に共感して入社しました。過去、特別支援学級での勤務経験があるのですが、発達障害の方と接していて得意と不得意の差の大きさを感じていたと同時に、不得意な面に工夫を施せれば、得意を活かして社会に勝ち貢献していけるポテンシャルを感じていました。

――精神的な二次障害のある方もいらっしゃると思いますが、そういう方が仕事を継続するために、どんなサポートができるでしょう?

大茂　ご本人に精神的二次障害のリスクが高いということを企業に認識してもらいます。精神的に支障を来す一歩手前みたいな兆候を把握するのは大切なことです。

実は私自身が双極性障害です。症状が出るときは前兆があります。仕事のキャパシティーを超えそうなとき、朝起きづらくなったり人としゃべりたくなくなったりします。そんなときは、上司に訴えて、業務量調整をかけ、一歩手前でせき止めます。

日本の会社は圧倒的にコミュニケーション量が少なく接触回数が少ないです。これには障害の有無はありませんが、いわゆる心理的安全ということが考えられていません。社内でどれだけ相談しやすい環境をつくるか、心理的安全面が組織運営では非常に重要といわれています。精神的な二次障害をかかえた人を雇った企業に対して、心理的安全面を構築するコミュニケーション設計を促すことで、就業者の定着につながります。また、障害者雇用にとどまらず、社員全体の働きやすさにつながることも考えられます。

――今後の就労支援での課題についてお聞かせください。

大茂　就業者の長期のキャリアプランを考えたいですね。障害者雇用だと目の前の業務をこなすだけのところが多い気がします。障害者が企業の中で、中・長期のキャリアについて考える癖があまりできていないのが課題だと思います。

福祉業界全体が評価制度、中・長期のキャリアプランを考えることがないので、福祉業界における就労支援で、企業側にこれを提案できる人がほとんどいないということが問題です。

私たちは、まず取り引きがある企業から地道に啓発していきたいと考えています。

第３章

発達障害者の力を活かす仕事

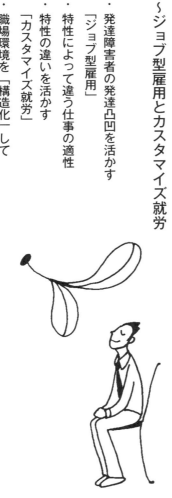

～ジョブ型雇用とカスタマイズ就労

・発達障害者の発達凸凹を活かす「ジョブ型雇用」

・特性によって違う仕事の適性

・特性の違いを活かす「カスタマイズ就労」

・職場環境を「構造化」して「ソフトスキルの欠如」を補う

発達障害者の発達凸凹を活かす「ジョブ型雇用」

発達障害者は、能力の発揮できる仕事が人によって異なるため、一律な仕事をしてもらうのが困難です。

仕事をするうえで必要な知能のピースがそれぞれ異なり、得意・不得意の差異が大きいうえに、その能力の凸凹が目で見えないことから定型発達者と思われ、たくさんの発達障害者が就労に苦労しています。

しかしながら、凹凸の凹が問題になるような仕事をうまく避ければ、弱点を克服できます。

さらに、凹凸の凸を活かすことができれば、圧倒的な能力を発揮できる可能性があります。そのためには、人に仕事を割り当てる「メンバーシップ型雇用」ではなく、仕事に人を充てる「ジョブ型雇用」が望まれます。

日本型雇用形態「メンバーシップ型雇用」

「メンバーシップ」とはその名の通り、企業の一員（共同体）となることを指します。昔、武士は支えてくれる家来に土地等を与えて主従関係を結びました（御恩と奉公）。その文化が、現在、日本の企業の主流である「メンバーシップ型雇用」の基となっていると考えられています。

従業員としての最大のメリットは、企業側に解雇回避努力義務があることです。働いている部門の仕事がなくなったとしても、企業には配置転換等を行い、雇用を守る努力をする義務があります。

もう一つのメリットは、専門知識がない人（特に若者）でも育ててくれることです。採用されてから専門知識を養うことができるので、一度メンバー（従業員）になれば、手厚い保護を受けることができます。

デメリットとしては、企業優先になってしまうことです。

そして、「メンバーシップ型雇用」では、労働時間も職務内容も勤務地も明確になっていないため、企業側の意向で内容が変わります。

定期的な残業、仕事が慣れてきた段階での異動、急な転勤など、日々の生活が企業優先になりがちで、場合によっては、休日すら社内イベントを優先する必要も出てきます。

また、従業員は家族に近い関係なので、他企業に転職するには、それまでに身につけた能力が他社で通用するかといった不安や、転職することへの心理的障壁があり、転職が難しくなりがちです。

欧米型雇用形態「ジョブ型雇用」とは

一方、「ジョブ型雇用」とは欧米型雇用を指し、次の特徴があります。

- 職務、労働時間、勤務地を限定
- 欠員補充による「就職」
- 職務消滅による解雇が不当ではない
- 仕事に人を充てる

「メンバーシップ型雇用」では企業の一員（共同体）になりますが、「ジョブ型雇用」はあくまでも「個」が対象であり、企業は「働く場所・手段」であると考えます。

従業員としてのメリットは、自分優先にできること、転職がしやすいことです。「ジョブ型雇用」においては、業務内容は「職務記述書」に記載されていることのみで、原則は労働時間も勤務地も変わることがありません。

そのため、自分の時間をつくったり、自由に住居を決めることができます。

そして、必然的に専門知識を持つことになるので、転職しやすいことも挙げられます。


従業員としてのデメリットは雇用が守られないことです。

基本的にその職種が不要になった場合、不況等で経営状況が悪化した場合には解雇される可能性があります。また、雇う側は、あくまでも即戦力である専門知識を持っている人を対象としているため、そのような知識がなければ職に就くこと自体が難しくなります。

「ジョブ型雇用」は解雇リスクがあることで「メンバーシップ型雇用」になじんだ日本人には敬遠されやすい面がありますが、日本の労働法では、「解雇回避努力義務」があるので、国内にある外国法人では、「ジョブ型雇用」でありながら、雇用を守ることに重きを置いています。

メンバーシップ型雇用の「人」に焦点を絞った「職能給」と、ジョブ型雇用の「仕事」に焦点を絞った「職務給」を混在させた「ハイブリッド型賃金」を導入している企業もあります。双方のメリットを活かした雇用形態を「ハイブリッド型雇用」と呼ぶこともあります。

企業における「ジョブ型雇用」のメリット

企業にとって「ジョブ型雇用」の最大のメリットは、欠員が出たポジションや、緊急性の高い、特定の課題を遂行する仕事に相応しい人材を確保することができることです。会社の方針転換や業績悪化のために不要のポジションとなった場合、契約を終了、あるいは他の業務に転換しやすい傾向があります。また、労働時間も明確に定められているため、無駄な残業などを省けるので、人件費の節約にもつながります。

看護師や介護士、一部のＩＴ技術者などは「ジョブ型雇用」です。専門的で高度な単一職種に従事する人に向いている傾向があります。

その意味でいうと、「ジョブ型雇用」は、発達障害者が発達凸凹の凸を大いに発揮できる（専門能力を最大限に生かせる）雇用形態であり、企業にとってもメリットの大きいものだといえるでしょう。

巻末の〈実務資料集〉に、「ジョブ型雇用」の際に使われる、職務内容を記載した雇用管理文書「職務記述書（作成例）」と、職務記述書をもとに交わされる「雇用契約書（作成例）」がありますので、参考にしてください。

欧米企業の多くは、職務記述書がないと仕事が成立しません。職務記述書には、具体的な職務内容や職務の目的、目標、責任、権限の範囲のほかに、そのポジションと関わりをもつ社内外の関係先、必要とされる知識や技術、資格、経験など、さまざまな内容が記載されます。

なぜ、このように非常に細かく職務内容を明記する必要があるのでしょうか。

そのポジションを担当する社員の職務内容を明確にするためです。

職務記述書を作成することにより、各自の責任や遂行すべき仕事、期待される成果など、「会社全体に対する貢献度」がわかります。昇進や異動によって新たなポジションを与えられた場合でも、戸惑うことなく自分の役割を理解できるので、職務の引き継ぎが最低限ですむメリットもあります。

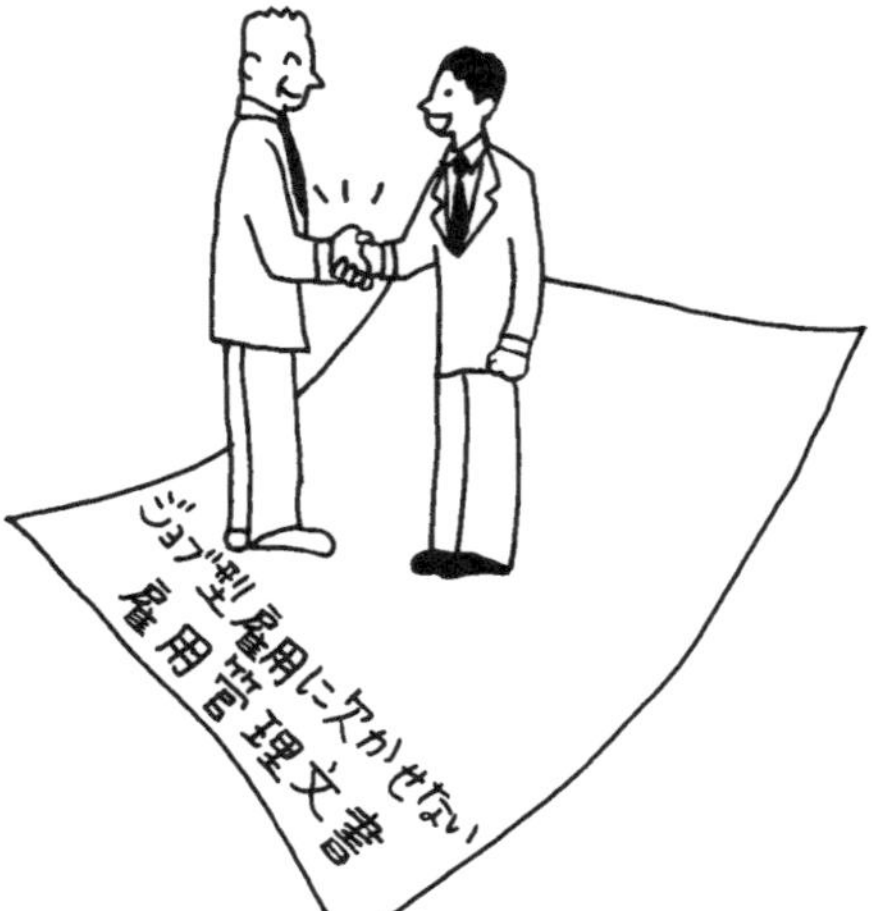

特性によって違う仕事の適性

発達障害者の就労支援をしていて頻繁に聞かれることに、そもそも発達障害者にはどういう仕事が向いているのかということがあります。

定型発達者と発達障害者の思考回路には根本的な違いがあります。

発達障害者は、記憶や知識の検証・整理、感情の解消などに時間がかかって、処理が遅くなってしまい、さらに、現実社会では複数の事柄が次々に発生するので、追っかけ追っかけやっても追いつかない事態になってしまいます。

しかし、理解できていないわけではないので、仕事中に応えられなかったことを後になって時間差で気づきます。後から出てくるので「あぶり出し型脳」と自虐的に語る当事者もいますが、研究者の間では、「情報のまとめ上げ困難」といわれ、最近定説になりつつあるようです。

それが本当であるならば、結果的に発達障害者に向いている仕事は、次のようになるはずです。

●手順を覚えれば完結できるマニュアル的な仕事

倉庫でのピッキング、書類のチェック作業、プログラムのバグチェックなどの継続的な後工程作業

●考えている状態だけで完結する仕事

研究開発職、創作関係など結果にコミットさせる業務

仕事の適性が違う　アスペルガー症候群とADHD

さらに言えば、発達障害といえども、その特性はアスペルガー症候群とADHDではかなり異なります。同じように見える行動でも、原因が違えば、対応の仕方も異

ADHDとアスペルガー症候群の違い

	ADHD	アスペルガー症候群
運動	◎個人差はあるが、基本的に運動に関して苦手ということはない。	◎体をうまく動かすことや、手先を使った細かい動きが苦手なことが多い。 ◎人とのコミュニケーションに困難を感じることが多いので、チームスポーツに苦手意識を持つ人がいる。
感覚	◎極端な感覚の敏感さ・鈍感さが見られることもある。	◎視覚・聴覚・触覚・嗅覚・味覚などに極端な敏感さ・鈍感さが見られる。
こだわり	◎物事への極端な執着やこだわりはない。	◎興味の幅が狭く深い。興味のあるものには強いこだわりを示す。
対人関係	◎周囲の反感を買う行動のため、トラブルを起こしやすいが、基本的に対人関係が理解できているので、人と適切な関係を築くことができる。	◎悪気はないのに、人を傷つけることを言ったり、その場の空気が読めなかったりで、人と適切な関係を築くことが難しい。 ◎相手に言われるがままに動いて、自分の気持ちをうまく表せないタイプもいる。
話し方	◎おしゃべりだったり、早口で自分中心にしゃべることがあるが、会話のやりとりに不自然さはない。	◎難しい言葉を使ったり、年齢以上に大人びたしゃべり方をするケースもある。
衝動性	◎待つことができない。	◎なぜ待つのか状況を読めないので、突然の思いつきで動いているように見えることもある。
不注意	◎気が散りやすい。一つのことに集中する時間が短い。好きなことには没頭することもある。	◎好きなことには熱中するが、興味のないものには集中できない。 ◎感覚過敏のために、周りの物や音が気になって集中できない。 ◎具体的にわかりやすく指示されないと、自分が何をしたらいいのか理解できずに思い込みで行動してしまうため、不注意な行動に見える。
多動	◎落ち着かない。せわしない。	◎その場の状況やルールを理解していないときに不安になり動き回る。

なってきます。

「原因と行動」の違いを考慮すると、一般的には次のようなことが言えるかと思います。

■アスペルガー症候群に向いている仕事

・ルールやマニュアルがしっかりしている仕事
経理、財務、法務、情報管理、コールセンター、テクニカルサポート

・気分に左右されない論理的な仕事
プログラマー・テスター、ネットワークエンジニア、電気製品等の販売員、塾での仕事（問題作成）

・視覚優位が活かせる仕事
CADオペレーター、工業系デザイナー、設計士

■ADHDに向いている仕事

・自分の興味（こだわり）が活かせる仕事

編集（記者）、ディレクター、カメラマン

・もの作りに関わる仕事

料理人、整備工、プログラマー、アニメーター、デザイナー

・専門分野が生かせる仕事

研究者、学者、塾講師、教員、フリーランス

なお、補足すれば、発達障害者に真価を発揮させるためには、適職を選ぶことに加えて、業務管理において、事例性（業務上の支障）と疾病性（病気の有無）を混同しないこと、２つが融合している場合でも、事例性の背景にある本人の特性への理解を深めてもらい、疾病性に対しては、産業医や外部の専門家に委ねるといった両者の分離が必要です。

また、発達障害の特性上、仕事の経過にはなるべく目を瞑り、関心の高いものへの集中力を持続させることが、マネジメントの要点だと思います。

特性の違いを活かす「カスタマイズ就労」

発達凸凹が一人ひとり違う発達障害者には、ほかの障害のように「多対1」のマネジメントのもとに同じ仕事をさせるのは難しく、また、非効率です。

ところが、企業における人件費は、「費用対効果に適う」のが前提で、「1対1」のマネジメントは想定していませんし、障害者に対する就業面の配慮も通常「期間限定」であることが多く、障害者の健康障害が固定あるいは一定期間で改善し、発症前または同僚と同程度の水準の仕事につけることを前提としています。

では、「1対1」のマネジメントをしないで、言い換えれば、管理コストをかけずに発達障害の社員にパフォーマンスを発揮させるにはどうしたらよいでしょうか？

そこで登場するのが「カスタマイズ就労」という考え方です。

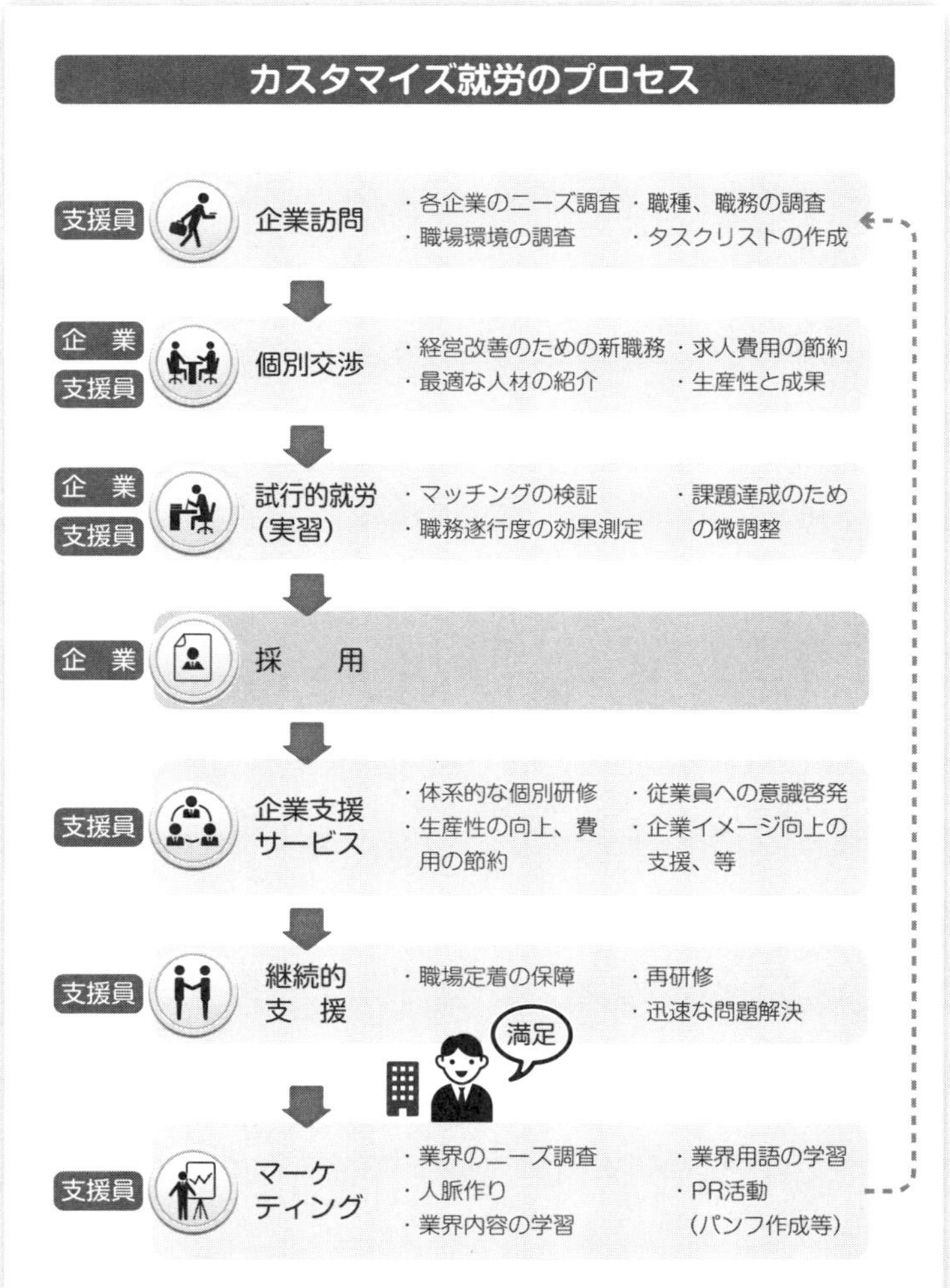
カスタマイズ就労のプロセス
支援員
企業訪問
・各企業のニーズ調査
・職種、職務の調査
・職場環境の調査
・タスクリストの作成
企業
支援員
個別交渉
・経営改善のための新職務
・求人費用の節約
・最適な人材の紹介
・生産性と成果
企業
支援員
試行的就労（実習）
・マッチングの検証
・課題達成のための微調整
・職務遂行度の効果測定
企業
採用
支援員
企業支援サービス
・体系的な個別研修
・従業員への意識啓発
・生産性の向上、費用の節約
・企業イメージ向上の支援、等
支援員
継続的支援
・職場定着の保障
・再研修
・迅速な問題解決
満足
支援員
マーケティング
・業界のニーズ調査
・業界用語の学習
・人脈作り
・PR活動（パンフ作成等）
・業界内容の学習

発達障害者が定型発達者と違っている部分を矯正するのではなく、定型発達者との差異を尊重しながら、支援者と担当者が協働で支援をしていくことです。

即ち、障害者が企業の中で自分用にカスタマイズされた仕事を遂行することで企業に貢献し、社会的自立をしていけるように、支援者と企業が発達障害者を保護するのではなく、管理掌握していくことを「カスタマイズ就労」と呼んでいます。

「職場体験実習」で雇用までの見極めを

「カスタマイズ就労」は、通常、就労支援機関等が企業訪問するところから始まります。

支援者が企業担当者にヒアリング、業務内容を詳細に把握し、業務遂行上の課題や必要な人材を理解します。

企業の経営改善のために発達障害者を活かした仕事の提案をするのが目的です。

企業はその結果、支援者からの提案内容を前向きに検討し、自社のニーズを満たす可能性があれば、積極的に採用します。その検証をする場が「実習」です。

「実習」は、正確には「職場体験実習」と言われ、発達障害者がその企業を知り、そこで体験的に働くことで、就業に対する自らの準備性を測ることが主な目的です。しかし、一方では、企業が、その発達障害者の特性を知り、職務能力や、社内環境とのマッチングを検討できる場でもあります。一定期間、一緒に働いてみることで、応募書類等には書かれていない発達凸凹がわかります。

●実習期間

実習期間は、企業によって異なりますが、概ね１週間〜１か月の場合が多いようです。あまり短い間だと、「見えない障害」を確認しないままで終わってしまう場合もあるかと思いますので、最低２週間は実施したいところです。

●実習生の受け入れ方法

「実習生」は既につきあいがある就労支援機関に紹介を依頼してもよいですし、もっと広域で探すのなら、区市町村障害者就労支援センターに頼んでおく方法もあります。

個人的には、発達障害者専門の就労支援機関がおすすめです。なぜなら利用者全員が発達障害なので、障害の特性理解や個々の課題への対応に秀でているからです。

地域によっては、採否を決める面談会ではなく、「実習生」受け入れの諾否を決めるための「職場体験実習面談会」を定期的に開催している場合もあります。

例えば、東京都の監理団体（外郭団体）である公益財団法人東京しごと財団では、年8回（平成29年度実績）職場体験実習面談会を開催するほか、実習受け入れ企業登録制度により、実習内容・受け入れ対象障害種別・受け入れ可能人数等を登録しておくと、企業情報を見た就労支援機関等から実習希望者の紹介を受けることができます。受け入れを決めた中小企業が、一定の要件（所定の時間・日数等）を満たす「実習」を行った場合に助成金を支給する制度もあります。

●実習の実際

「実習したい側」と「実習を受けたい側」のニーズやスケジュールが合致すれば実習を実施します。実習では、発達障害者との接し方や用意した仕事とのマッチング、ソフトスキルや発達凸凹の確認等を行います。

就労支援機関も実習の立ち会いに来ますので、疑問点があれば、そこで説明を受けます。

障害者と企業、それぞれに何らかの課題があって、その課題への適応性を知りたいときには、独立行政法人高齢・障害・求職者雇用支援機構が派遣する、職場適応援助者（訪問型ジョブコーチ）や、公益財団法人東京しごと財団が派遣する、東京ジョブコーチを利用することもできます（東京ジョブコーチは、都内在住または在勤の障害者を対象にしており、都外にある企業への派遣は、訪問できる範囲とされています）。

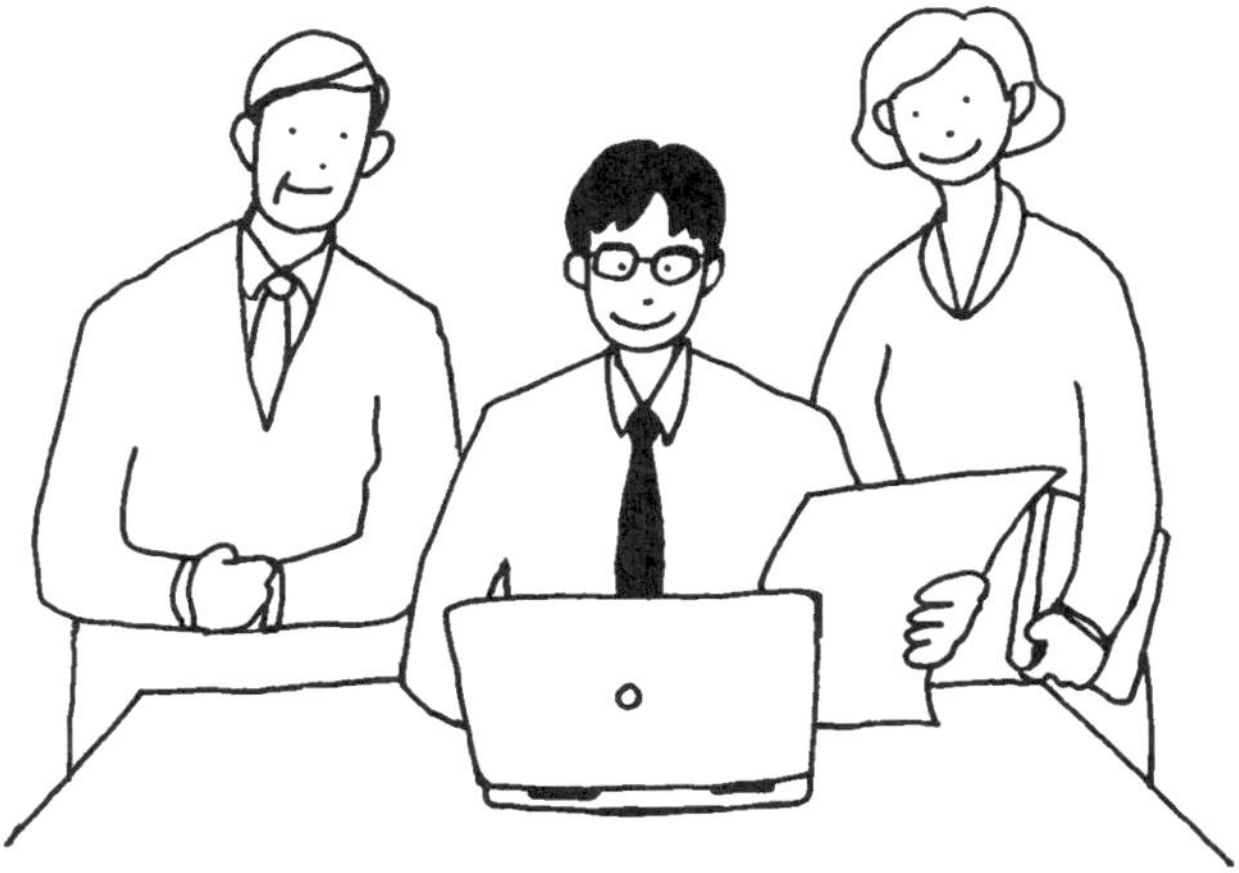

●実習後

「実習」において、当事者ならびに支援者が、自ら特定の企業の業務改善に貢献できる能力があることを明らかにし、人事担当者が雇用のメリットが理解できれば、「実習」は「就労」につながることが期待され、支援者の役割も企業支援サービス、そして企業と当事者の継続的支援に移ることになります。

「論より証拠」ではありませんが、実地で感得するつきあい方ほど、のちのち役立つものはほかにありません。障害者にとっても自らの特性や職業準備性を測る貴重な場なので、有効に活用したいものです。

「職場体験実習」を経て「カスタマイズ就労」が功を奏した例を紹介しましょう。

一般就労で航空会社に入社したAさんは、総務部に配属され、総務という仕事の担当領域の広さ（特にいくつもの業務を同時進行で進めなければならないこと）や成果の見えにくさに対応できず、会社では配置転換等を検討していました。

この話を聞いて、Aさんが入社前に利用していた就労支援機関のB氏はひそかに心を痛めていましたが、あるとき、この会社に定着支援に訪れた際に、同社がＩＳＯ（国際標準化機構）の定めるマネジメントの国際規格を取得しようとしている話を聞き、あるアイデアが浮かびました。というのも、Ｂ氏はかつて別の会社で働いていたときに、ＩＳＯに一時関わっていたことがあったのです。

ＩＳＯの構築とは、規格の要求事項を理解したうえで、会社のルールを決め、自社に合うシステムを作ること。そのうえで、そのシステムを文書化することが求められます。

システム作りはともかく、完成した

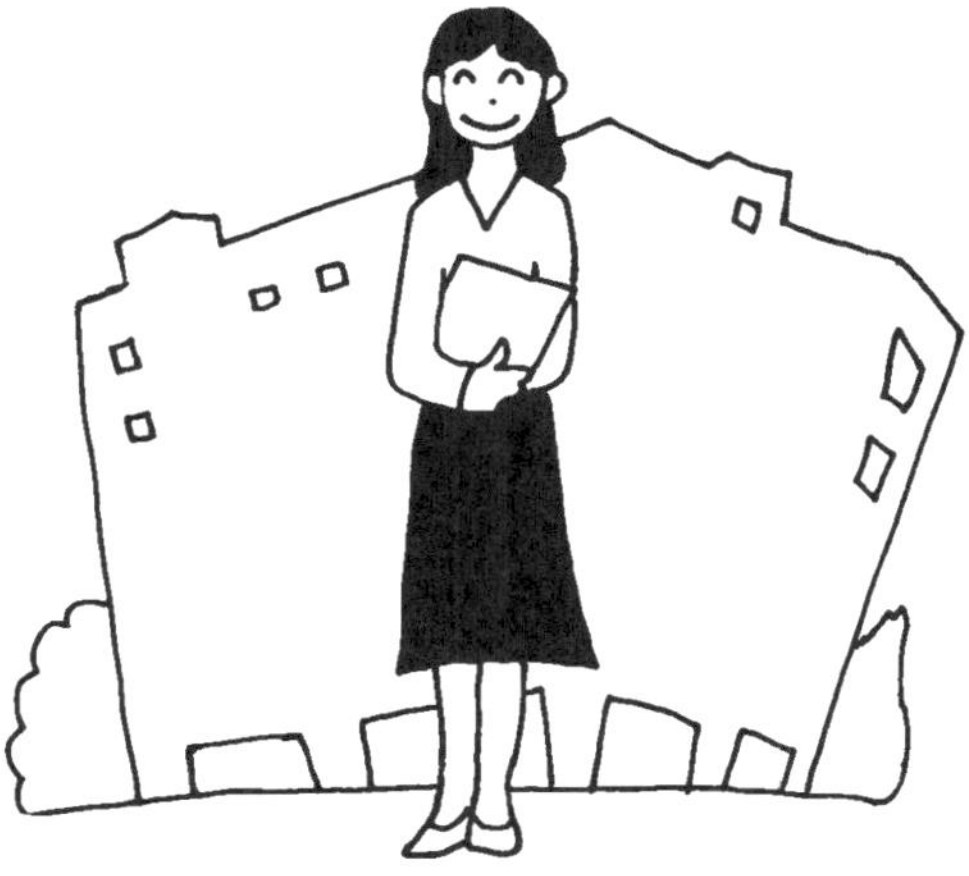

ルールの文書化と内容チェックはAさんの特性に合っているように感じました。B氏がAさんにそのことを話すと「やってみたい」と前向きだったので、B氏はその企画を「提案書」にまとめて会社に提出しました。

幸い会社側も理解を示してくれたので、担当者や本人と何度も協議して「実習」にまでこぎ着けたのです。

結果は思っていた以上でした。Aさんは自分自身の特性を思う存分発揮し、今ではこの会社で欠かすことのできない人材となっています。

もちろん、「カスタマイズ就労」のすべてがこのように順調に進むとは限りません。支援者にとっては、かなりの根気と性能のよいアンテナを駆使しての丁寧な支援が必要であり、企業にとっても新たな採用方法に向き合う度量が必要です。

しかし、発達障害者の能力を存分に活かし、成果を求めるならば、「カスタマイズ就労」は必須です。私はこれが本当の就労支援だと信じてやみません。

職場環境を「構造化」して「ソフトスキルの欠如」を補う

発達障害者が結果にコミットするためには、これまで述べてきたように、個々の特性に合った仕事が必要です。しかし、仕事さえ確定できれば、彼らの作業能力は一般に高いので、発達障害の特性が直接影響することはむしろ少ない傾向があります。

それに反して、発達障害者の多くは、日常生活能力や対人関係能力に問題があり、このような仕事以外の能力が十分に開発されていないといわれています。

コミュニケーション力でつまずきやすい発達障害者

仕事の作業能力をハードスキル、仕事以外の能力をソフトスキルと呼んでいますが、ソフトスキルは今までの経験から身につけてきたことが影響するのでカバーが難しいのです。

せっかく、「カスタマイズ就労」で職の適性を得られても、ソフトスキルでつまずいて退職してしまっては、企業も当事者も不利益をこうむります。

例えば、職場のマナーやルールは、発達障害者にとって、それまでの日常生活習慣とは不一致な部分が多く、また言語化されていないことが多々あるので、強制されるとパニックになりやすい面があります。

複雑で序列や優先順位のある人間関係も不得意です。

ソフトスキルが日常生活能力や対人関係能力のことであるならば、雇用の前の話であり、企業の人事には関係ないことのように思われるかもしれません。

しかし、発達障害者のソフトスキルは、本人がどうにかできるものではありません。彼らの「異能」を活かすためには、ソフトスキルを身につけてもらうことが必要です。

ソフトスキルの典型的なものとしては、コミュニケーション能力があげられます。企業が社会人基礎力として従業員に求めるスキルの1番目がコミュニケーション能力だといわれますが、実は、コミュニケーション能力とはわかっているようで、あえて問われると戸惑うものです。

「営業はお客様とコミュニケーションを取ってなんぼだから」
「もっと部下とコミュニケーションを取らないと」
「成功する人はコミュニケーション能力が高い」

などはよくいわれていることですが、それは果たして自分の思いや考えを相手に上手に伝える力なのか？　相手と仲良くすることなのか？　交渉や折衝で成果を上げることなのか？　迷わないでしょうか。

辞書で「コミュニケーション」という言葉を引いてみると、どの辞書にも共通して「伝達すること」と載っていますが、単に伝達してもコミュニケーションとは見なされません。

同じ価値観、利害、目的、文化を持つ特定の集団＝「コミュニティ」に貢献できた場合に限って、コミュニケーションは認められるものだからです。

言い換えれば、コミュニケーションは、相手が必要な双方向性の情報伝達機能ですから、仮に一方が「報・連・相」をしたといっても、相手に「伝達」していなければコミュニケーションは成り立たないことになります。

そして、先に述べたように、発達障害者は、「情報のまとめ上げ機能」が弱いため、自分の思いを細かくわかりやすく伝えることが苦手です。

つまり、彼らのコミュニケーション能力というソフトスキルを伸ばすには、受け手側が主導しなければなりません。もともとの障害特性に対して、一方的に「コミュニケーションができない」と責めても仕方がないからです。

コミュニケーション能力＝ソフトスキルの欠如を補い、発達障害者が能力を発揮しやすいように、職場環境を「構造化」して整える必要があります。例をあげましょう。

・視覚優位に配慮し、専用のホワイトボードを設ける。口頭ではなく、メールや書面で視覚的に理解してもらう。
・社員共有のスケジュールソフトを利用できるようにする。

構造化の例

1 物理的構造化

活動と場所を結びつける

（例）
・休む場所
・一人で勉強する場所

2 時間の構造化

スケジュール化

（例）
・時間ごとにやることを決める。

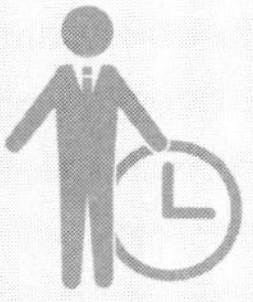

3 視覚的構造化

見える化

（例）
・指示や、意思表示をイラストや写真を使って行う。

4 ワークシステムの利用

一人で自立して一連の作業ができるようにする

（例）
・どんな活動（作業）をするのか
・どのくらいの時間、あるいは量の作業や活動をするのか
・その課題や活動はいつ終わるのか
・終わった後は何をするのか、何をしてもよいのか

・その日の体調や特性により、自席での業務が困難な場合に、落ち着いて仕事ができる「集中スペース」を用意する。

このような「構造化」が常態的な環境であれば、ソフトスキルが自然と身につくので、落ち着いてよい仕事をすることができます。

発達障害者の特性は、一つの素晴らしい才能です。その才能を組織内で埋もれさせないことが、職場のコミュニケーションを円滑にし、良質のアウトプットを生むことにもつながることを理解するのも、これからの雇用管理担当者に必要な役割の一つだと思います。環境調整、なかでも構造化は、発達障害者に未発達なソフトスキルを補うのに最も有効な支援方法だといわれています。

発達障害者の雇用は、「ジョブ型雇用」と「カスタマイズ就労」で、個々の特性を最大限に活かす仕事を創出し、構造化によって、未発達なソフトスキルを高めることで、成功に結びつくといっても過言ではないと思います。

第４章
知っておきたい障害者雇用の法律と制度

・障害者雇用促進法
・障害者雇用納付金制度——雇用状況が改善しない企業への対策
・障害者雇用に関する助成金や制度
・発達障害者の「雇用」に関するお役立ちサイト

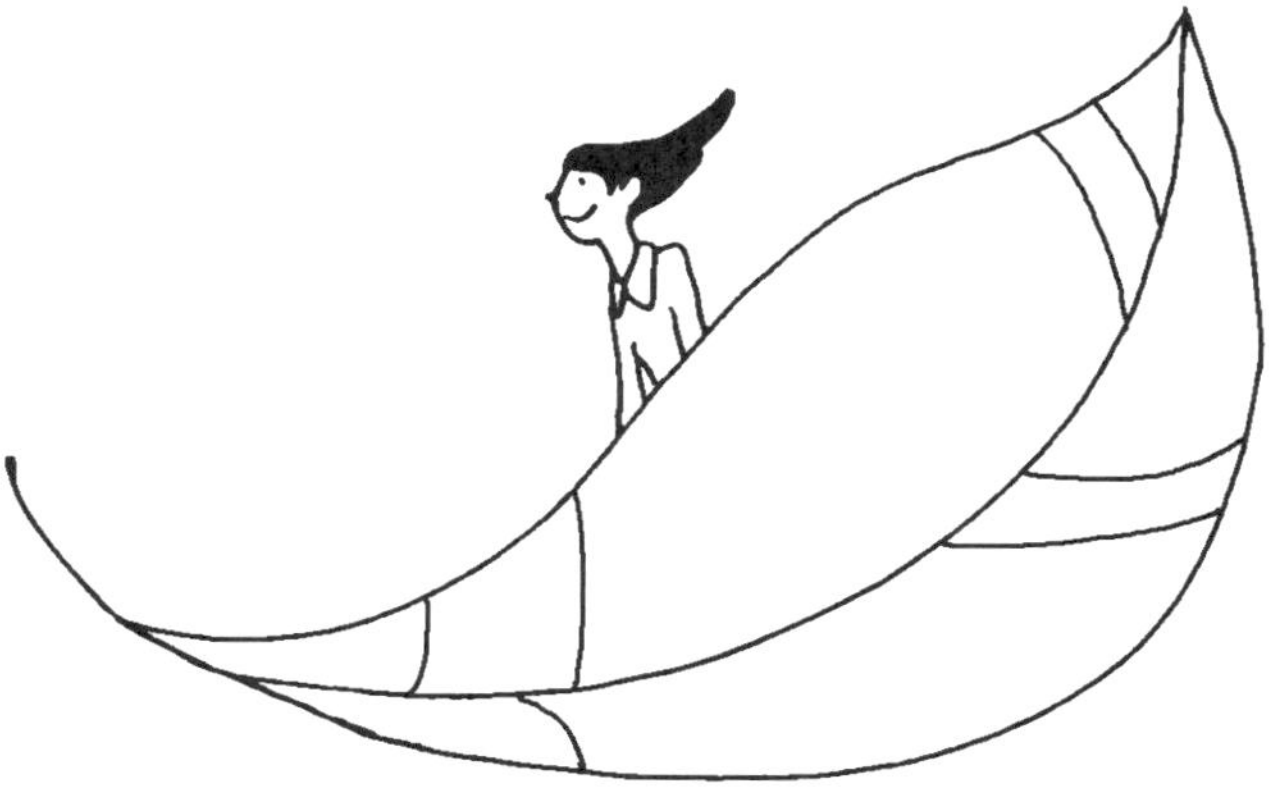

近年、企業における障害者雇用に注意が向けられつつあります。

平成18年に国連総会で「障害者権利条約」が採択されたことがきっかけで、この10年余、障害者に関する法律や制度は目まぐるしく変化しました。

ここでは、障害者雇用に関する法律と制度について、人事が知るべき事柄について、説明します。

障害者雇用促進法

「障害者雇用促進法」は、「障害者の雇用義務等に基づく雇用の促進等のための措置、職業リハビリテーションの措置等を通じて、障害者の職業の安定を図ること」を目的とする法律です。概要から、①雇用義務制度　②差別禁止指針　③合理的配慮指針について説明します。

❶ 雇用義務制度

事業主に対し、障害者雇用率（法定雇用率）に相当する人数以上の身体障害者・知的障害者の雇用を義務づける。

※平成30年４月１日から、精神障害者が雇用義務の対象に加えられました（雇用率への算定は、平成18年４月１日から開始しています）。また、平成30年４月１日から５年間の特例措置として、勤務時間が週30時間未満の精神障害者について、これまでの「０・５カウント」から「１カウント」へ引き上げられます。

障害者雇用数の算定方法

1週間の労働時間		常用雇用労働者 30時間以上	短時間労働者 20時間以上30時間未満
身体障害者		1 カウント	0.5 カウント
	重度	2 カウント	1 カウント
知的障害者		1 カウント	0.5 カウント
	重度	2 カウント	1 カウント
精神障害者		1 カウント	0.5 カウント

※精神障害者については、特例措置として、2018年４月１日～５年間は、勤務時間が30時間未満の者も１カウントに引き上げられる。

※「凸凹ナビ」掲載の図を元に作成

法定雇用率

事業主区分	法定雇用率		
	現行		平成30年4月1日以降
民間企業	2.0％	➡	**2.2％**
国、地方公共団体等	2.3％	➡	**2.5％**
都道府県等の教育委員会	2.2％	➡	**2.4％**

※従業員 50 人以上の企業に適用（平成 30 年 4 月 1 日以降は 45.5 人以上の企業に適用）

【障害者雇用率算定の特例】

●特例子会社

　事業主が障害者の雇用に特別に配慮した子会社を設立し、一定の要件を満たす場合には、特例として、その子会社に雇用されている労働者を親会社に雇用されているものとみなして、実雇用率に算定できることにしています。

　また、特例子会社を有する親会社は、一定の要件を満たす場合には、関係するほかの子会社（関係会社）についても、特例子会社と同様の実雇用率の算定が可能です。

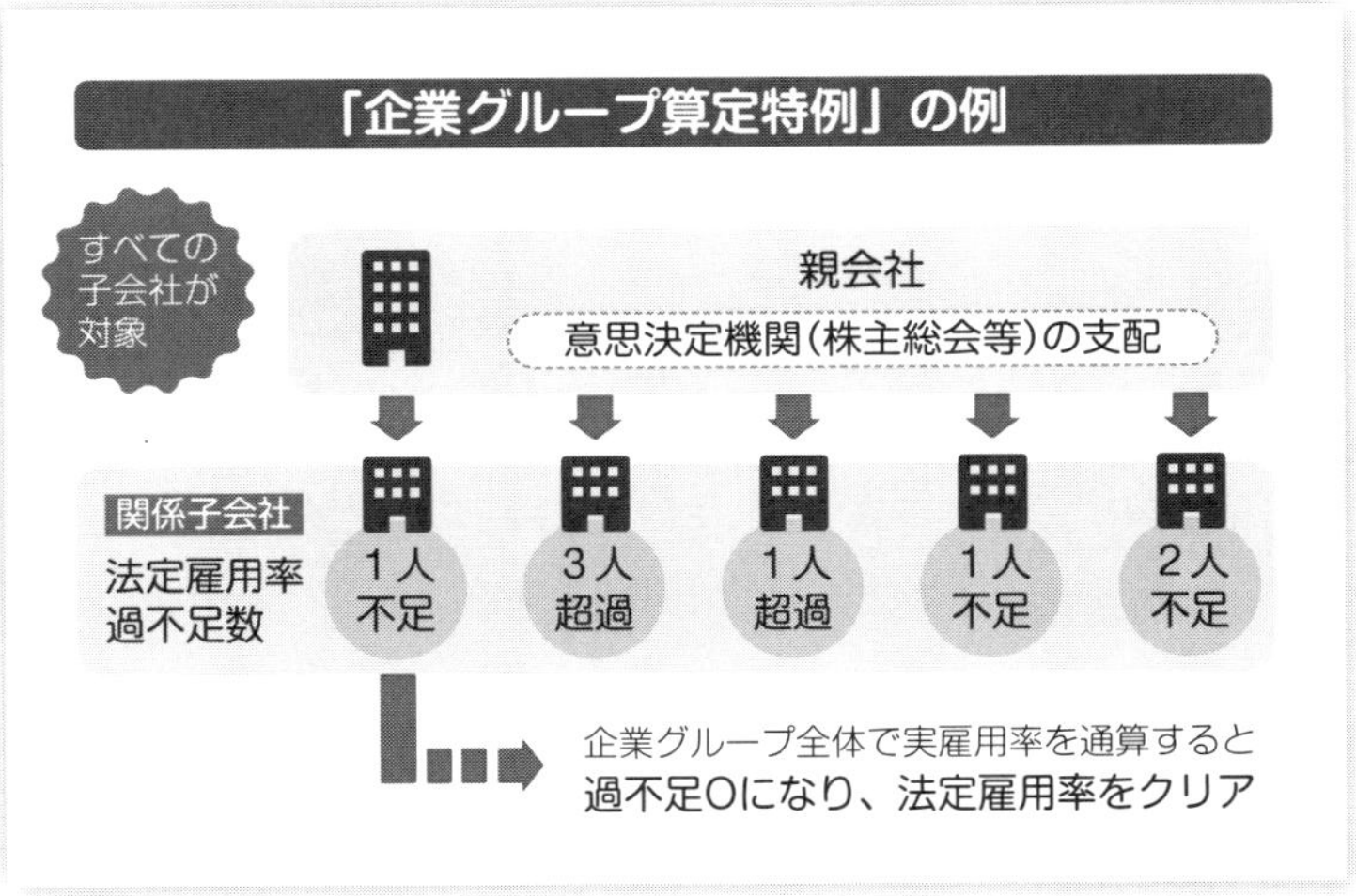

●企業グループ算定特例

平成21年４月から、一定の要件を満たす企業グループとして、厚生労働大臣の認定を受けたものについては、特例子会社がない場合であっても、企業グループ全体で実雇用率を通算できます。

●事業協同組合等算定特例

平成21年４月から、中小企業が事業協同組合等を活用して協同事業を行い、一定の要件を満たす企業グループとして、厚生労働大臣の認定を受けたものについて、事業協同組合等とその組合員である中小企業（特定事業主）で実雇用率を通算できます。商工組合、商店街振興組合などもこの特例の対象です。

❷ 差別禁止指針

募集・採用、賃金、配置、昇進、降格、教育訓練などの各項目において、障害者であることを理由に障害者を排除することや、障害者に対してのみ不利な条件にすることは、差別に該当するとして、禁止されています。

例えば、こんなことが差別になります。

募集・採用　障害者を募集対象から除いたり、不利な条件をつけたりする
賃金　障害者にだけ手当などを支払わない
昇進　ある役職について、障害者でない人を優先して昇進させる
降格　降格対象の労働者を選ぶときに障害者を優先して対象にする
教育訓練　障害者だけ教育訓練を受けさせない
福利厚生　障害者にだけ福利厚生の措置を講じない
職種の変更　総合職・一般職の別などで、対象から障害者を外したり、障

害者のみとしたりする

■雇用形態の変更　正社員への変更にあたり、障害者を対象にしない

■退職勧奨　障害者を優先して退職勧奨する

■定年　障害者の定年を低い年齢にする

■解雇　障害者を優先して解雇の対象にする

■労働契約の更新　障害者は労働契約の更新をしない

❸合理的配慮指針

行政、企業、学校など社会のさまざまな場所で「合理的配慮」の提供が求められています。「雇用の分野における障害者と障害者でない者との均等な機会、もしくは待遇の確保、または障害者である労働者の能力の有効な発揮の支障となっている事情を改善するために、事業主が講ずべき措置」を「合理的配慮」といいます。

合理的配慮の例をあげます。

■読み書きが困難な人に　タブレットや音声読み上げソフトで学習できるように

する

■移動が困難な人に
肢体不自由の人が自力で移動できない場所に、スロープやエレベーターを設置する

■指示理解が困難な人に
指示を一つずつ分けて伝えたり、イラストを駆使して説明したりする

■疲労・緊張しやすい人に
休憩スペースを設けたり，業務時間等を調整する

「合理的配慮」については、「障害者の雇用の促進等に関する法律（障害者雇用促進法）」で「一部改正」という形で、「障害者差別解消法」の施行と同時に「事業主の障害者に対する差別の禁止及び合理的配慮の提供」が行政で義務づけられるようになりました。民間にも努力義務があります。

障害者雇用納付金制度――雇用状況が改善しない企業への対策

第1章の「障害者雇用促進法の改定」の説明に絡めて、障害者雇用促進法に基づき設けられた「障害者雇用納付金制度」の説明をしました。

法定雇用率に達しない分の納付金を支払うことは、企業にとって負担です。しかし、それでも雇用が進まず、実雇用率の低い企業には、毎年6月1日の障害者雇用状況報告（ロクイチ調査）に基づいて、ハローワークの所長から雇い入れ計画命令が出され、2年間で障害者雇用を達成できるように指導されます。

この雇い入れ計画書に基づき、計画の1年目の終わり頃には雇い入れ計画が計画通りに進捗しているか確認され、できていないと雇い入れ計画の適正実施勧告がなされます。

また、雇用状況の改善が特に遅れている企業に対しては、計画期間終了後に9か月間、社名公表を前提として特別指導が実施されます。そして、改善が見られない場合には、企業名の公表となります。

不足数の特に多い企業は、厚生労働省からの直接指導も実施されています。計画通りに進まない場合には、該当企業の社長に対して、厚生労働省への出向命令が出ます。

企業名が公表されると、官報で公告されるほか、公共事業への一般競争入札の対象から外されるなどのペナルティが科せられます。

企業名公表の基準は、地域差があるのですが、首都圏の場合は、これまでの法定雇用率2・0%のときには、従業員150〜200人以上で障害者が0人の場合や、前年度の障害者雇用の平均（平成27年度は1・88%）以下の場合に指導を受けるケースが多く、ボーダーラインだったようです。

障害者雇用に関する助成金や制度

国からの助成金のほか、行政の取り組みや民間の制度を紹介します。

❶ 国の助成金

《問い合わせ先》ハローワーク

●特定求職者雇用開発助成金

ハローワークや人材会社、公共機関などの職業紹介事業所届けのある事業所を経由して雇用した際に申請できます。申請後に審査があり、認可が必要です。

過去に会社都合による退職者がいる企業、採用者が転職者の場合には、申請が通らないことがあります。

ここでは、障害者雇用に関わる、次の3つのコースを説明します。それぞれ支給額や支給要件が異なります。

1　特定就職困難者コース

特定就職困難者（高年齢者、障害者、母子家庭の母等）を対象とするコースで、支給額は、左ページの通り（平成29年度）です。

2　障害者初回雇用コース

障害者雇用の経験のない中小企業（障害者の雇用義務制度の対象となる労働者数50～300人の中小企業）が障害者を初めて雇用し、その雇い入れによって法定雇用率を達成する場合に助成するもので、支給額は120万円です。中小企業における障害者雇用の促進を図ることを目的としています。

一人目の支給対象者の雇い入れの日の前日までの過去3年間に、対象労働者について雇用実績がない事業主であること等が支給要件になります。

特定就職困難者コース支給額

対象労働者に支払われた賃金の一部に相当する額として、支給対象期（6か月）ごとに支給されます。　※（　）内は中小企業以外の企業に対する支給額・助成対象期間です。

短時間労働者以外

対象労働者	支給額	助成対象期間	支給対象期ごとの支給額
高年齢者 ・60歳以上65歳未満 母子家庭の母等	60万円 (50万円)	1年	30万円×2期 (25万円×2期)
重度障害者を除く 身体・知的障害者	120万円 (50万円)	2年 (1年)	30万円×4期 (25万円×2期)
重度障害者等 ・重度障害者 ・45歳以上の障害者 ・精神障害者	240万円 (100万円)	3年 (1年6か月)	40万円×6期 (33万円×3期) ※第3期の支給額は34万円

短時間労働者

対象労働者	支給額	助成対象期間	支給対象期ごとの支給額
高年齢者 ・60歳以上65歳未満 母子家庭の母等	40万円 (30万円)	1年	20万円×2期 (15万円×2期)
重度障害者等を含む 身体・知的・精神障害者	80万円 (30万円)	2年 (1年)	20万円×4期 (15万円×2期)

※1　対象労働者は、雇い入れ日現在の満年齢が65歳未満の方に限ります。
※2　短時間労働者とは、1週間の所定労働時間が、20時間以上30時間未満の労働者です。
※3　中小企業とは、業種ごとに下表に該当するものをいいます。

小売業・飲食店	資本金もしくは出資の総額が5千万円以下または常時雇用する労働者数50人以下
サービス業	資本金もしくは出資の総額が5千万円以下または常時雇用する労働者数100人以下
卸売業	資本金もしくは出資の総額が1億円以下または常時雇用する労働者数100人以下
その他の業種	資本金もしくは出資の総額が3億円以下または常時雇用する労働者数300人以下

3　発達障害者・難治性疾患患者雇用開発コース

発達障害者や難治性疾患患者を対象とするコースで、支給額は、下図の通り（平成29年度）です。

事業主に、雇い入れた人に対する配慮事項等について報告を義務づけるほか、雇い入れから約6か月後にハローワーク職員等が職場訪問を行う等の支給要件があります。

●トライアル雇用助成金

・障害者トライアルコース

職業経験や知識、技術が十分でなく安

発達障害者・難治性疾患患者雇用開発コース支給額

対象労働者	企業規模	助成対象期間※2	支給総額※3	第1期	第2期	第3期	第4期
短時間労働者以外の労働者	中小企業以外	1年	50万円	25万円	25万円	―	―
	中小企業	2年	120万円	30万円	30万円	30万円	30万円
短時間労働者※1	中小企業以外	1年	30万円	15万円	15万円	―	―
	中小企業	2年	80万円	20万円	20万円	20万円	20万円

※1……短時間労働者とは、1週間の所定労働時間が、20時間以上30時間未満の労働者。
※2.3…助成対象期間を6か月ごとに区分した期間を支給対象期（第1期・第2期・第3期・第4期）といい、支給総額を支給対象期に分けて支給します。

定した職業に就くことが難しいと考えられる求職者の方を、ハローワーク等を通して一定の試用期間を設けて雇用した事業主が受給することができる助成金です。

求職者の方と会社の間で特に問題が発生することなくトライアル雇用が終了する場合、引き続き従業員として雇用することができます。

トライアル雇用助成金の支給額は、原則として対象者一人当たり月額４万円です。精神障害者を初めて雇用する場合は、月額８万円支給になります。なお、対象者が母子家庭の母等または父子家庭の父である場合や、若者雇用促進法に基づく認定事業主が35歳未満の対象者に対してトライアル雇用を実施する場合は、一人につき月額５万円が支給されます。

対象者の雇い入れの日から１か月単位で最長３か月間の支給対象期間に助成が行われ、支給対象期間中の月額の合計額がまとめて１回で支給されます。ただし、対象者が支給対象期間の途中で離職した場合や、支給対象期間の途中で常用雇用へ移行した場合などは、実際の就労日数に応じて月額が計算されます。

・短時間トライアルコース

直ちに週20時間以上勤務することが難しい精神障害者や発達障害者を、3～12か月の有期雇用（週労働時間10時間以上20時間未満）で雇い入れ、仕事や職場への適応状況を見ながら、徐々に就労時間を延長し、週20時間以上の勤務を目指すものです。

この期間中は、精神障害者一人につき月2万円が、最大12か月間支給されます。

トライアル雇用助成金も年度によって、支給要件等が変更される場合があります。

❷その他の助成金や制度

●東京都障害者安定雇用奨励金

《問い合わせ先》東京都産業労働局 雇用就業部 就業推進課 障害者雇用促進担当

障害者等の正規雇用や無期雇用等の安定雇用と処遇改善に取り組む事業主に対し、支給される奨励金です。

①雇い入れ時に障害者等を正規雇用や無期雇用で採用した場合
②障害者等を有期雇用から正規雇用や無期雇用に転換した場合

が対象です。採用の場合には、最低賃金を５％以上上回る額の賃金であること、転換の場合には、転換後の賃金が、転換前の賃金より５％以上昇給していること及び転換後も継続して最低賃金を５％以上上回る額であることが支給要件となります。

●東京都中小企業障害者雇用支援助成金

《問い合わせ先》東京都産業労働局 雇用就業部 就業推進課 障害者雇用促進担当

大企業と比べて、障害者雇用が進んでいない都内の中小企業を対象として実施。国の助成金である「特定求職者雇用開発助成金」を受給していて、助成対象期間が満了になる中小企業に賃金助成を行っています。

●コンビネーションジャンプ職場体験実習助成金

《問い合わせ先》公益財団法人東京しごと財団

就労を目指す障害者を、職場体験実習生として受け入れた中小企業に対して支給されます。中小企業の実習にかかる経費の一部を助成することを目的としていることから、その後の雇用を義務づけるものではありません。

●障害者を雇用する事業所に係る税法上の優遇措置

《問い合わせ先》厚生労働省 職業安定局 高齢・障害者雇用対策部
障害者雇用対策課 雇用促進係

障害者を雇用する事業所に関わる税法上の優遇措置が、租税特別措置法、所得税法、法人税法及び地方税法により講じられています。

●障害者雇用優良取組企業の顕彰制度

東京都の「障害者雇用優良取組企業（エクセレントカンパニー賞）顕彰制度」、大阪府の「ハートフル企業顕彰制度」などの顕彰制度があります。受賞すれば、該当自治体が開催するイベントでPRの機会が増加し、企業名称、事業内容を含めて知名度がアップするメリットがあります。

●職場適応援助者（ジョブコーチ）支援事業

職場に職場適応援助者（ジョブコーチ）が出向いて、障害特性を踏まえた直接的で専門的な支援を行い、障害者の職場適応、定着を図ることを目的として行う事業です。ジョブコーチの所属により、以下の3種類に分けられ、企業は、「配置型」「訪問型ジョブコーチ」を無料で利用できます。

1　**配置型**　独立行政法人高齢・障害・求職者雇用支援機構の職員であり、地域障害者職業センターに所属して、企業の要請に応じて支援する。

2　**第1号＝訪問型ジョブコーチ**　社会福祉法人・NPO法人などに所属。雇用する障害者が利用していた就労支援機関などに依頼することが多い。

3　**第2号＝企業在籍型ジョブコーチ**　企業に所属して、自社で雇用した障害者を支援する「企業在籍型」。ジョブコーチを配置し、支援を行った場合は、企業に対し助成金（第2号職場適応助成金）が支給されます。

※ジョブコーチになるには、独立行政法人高齢・障害・求職者雇用支援機構及び厚生労働大臣が定める研修を行う民間の研修機関が実施するジョブコーチ養成研修を修了することが必要になります。

●精神障害者社会適応訓練事業

《問い合わせ先》居住地の保健所

精神障害者に対する理解を持つ協力事業所に6か月～3年通いながら、集中力、対人能力、仕事に対する持続力及び環境適応能力等を向上させ、社会復帰及び社会経済活動への参加を促進することを目的に行う訓練です。

●精神障害者雇用サポート事業

《問い合わせ先》公益財団法人東京しごと財団

精神障害者の雇用を検討している中小企業等に専門のアドバイザーを派遣して、最大３年間、雇用前から雇用後の定着支援まで一貫した支援を行う事業です。現在は精神障害者を雇用していないが、精神障害者雇用に積極的に取り組む意思がある企業が対象です。

●職場内障害者サポート事業

《問い合わせ先》公益財団法人東京しごと財団

障害のある社員を職場内でサポートするための知識・ノウハウを持つ「職場内障害

者サポーター」を養成する事業です。株式会社パソナハートフルに運営を委託しており、養成講座を受講し、サポーターとして登録後、6か月の支援活動期間を終え、対象となる障害のある社員が職場定着していることを条件に、奨励金が支給されます。

●委託訓練

《問い合わせ先》 公益財団法人東京しごと財団

ハローワークと連携して実施する障害者のための多様な職業訓練です。障害のある方が、就職に必要な基礎知識や技能を身につけ、雇用の促進が図られるよう、企業をはじめ社会福祉法人、NPO法人、民間教育機関等、地域の多様な委託先（訓練機関）で職業訓練を行います。

知識・技能習得訓練コース、実践能力習得訓練コース、日本版デュアルシステム、e－ラーニングコース、在職者訓練コース、の5つの職業訓練コースがあります。

発達障害者の「雇用」に関するお役立ちサイト

企業の立場から、使いやすい情報を集めてみました。

凸凹ナビ（デコボコナビ）

障害や凸凹がある人のための就労支援・情報サイト。雇用についても、制度や法律に関する情報がわかりやすい図やグラフでまとめられている。

https://decoboco.jp/

Kaien（カイエン）

発達障害に特化した就労移行支援事業所だけあって 、「大人の発達障害」についての項はとても参考になる。

http://www.kaien-lab.com/aboutdd/definition/

ATARIMAE PROJECT（アタリマエプロジェクト）

障害者雇用支援総合ポータルサイト。発達障害だけではないが、充実した内容。

http://www.atarimae.jp/index.php

【週刊】発達障害ニュース！

ウィークリー配信の発達障害に関する週刊インターネット新聞。当事者や親向きだが、企業にとっても参考になる内容。

https://paper.li/f-1311602936#/

研究論文「発達障害者の就労上の困難性と具体的対策―ASD者を中心に」

『日本労働研究雑誌』2017年8月号に掲載された、発達障害者の就労支援の第一人者　梅永雄二先生（早稲田大学）の研究論文。論文とはいえ、わかりやすい。インターネットで読むことができる。

http://www.jil.go.jp/institute/zassi/backnumber/2017/08/pdf/057-068.pdf

公益財団法人東京しごと財団　障害者就業支援事業

トップページの「企業の方」を検索すると、雇用環境の整備段階・雇用の検討段階・雇用後とそれぞれのステージに応じて、さまざまなサービスメニューがあり、無料で利用することができる。

http://www.shigotozaidan.jp/shkn/

就労支援のプロに聞く❸

大学生からの発達障害者支援に取り組む

——株式会社Melk（メルク）

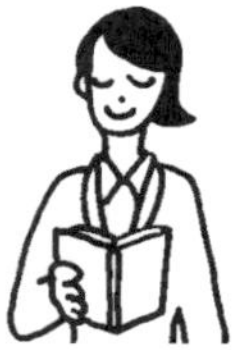

1年前から発達障害の大学生の支援に特化した事業展開を行うメルク。発達障害キャリアサポート準備室室長加藤正美氏に学生支援のあり方をお聞きしました。

1年前から発達障害の大学生の支援に取り組んで

——御社の就労支援の強みについてお聞かせください。

加藤　利用者の職業準備性を高めるため、その人なりの

●企業紹介

2012年1月、神奈川県川崎市にて創業。

「社会的に弱い立場にある方々が、自立し、尊厳ある人生を歩んでほしい」との思いから就労移行支援事業所を設立。利用者一人ひとりの違いを重視し、一律型の支援ではなく、個々に合わせたオーダーメイド型の支援を行う。本人の意向を第一に考え、「一から支援」をモットーに行動観察、面談、模擬就労、職場実習等を通じて把握。職業準備性を高めるトレーニングを計画し、振り返りを交えながら支援を進める。医療機関、行政、関係機関等と連携を取りつつ、効果的で安定した質の高い継続支援を目指す。

2017年からは大学の学生相談室・キャリアセンターを中心に社会支援の届きにくい発達障害（傾向）学生へのサポートに取り組んでいる。

強みを伸ばし、課題を解決する多種多様なプログラムを提供しています。当社には背景のさまざまなスタッフがおりますので、これまでのスキル・経験を活かしてオリジナルのプログラムを作成。実際の職場体験ができるよう、企業と連携しています。社内には企業実習等を開拓するリレーション・クリエイターや、行政や医療機関、支援機関との関係構築を行うスタッフもおります。さまざまな形で関係機関との連携を進め就労につないでいます。

——御社では、一般の就労支援で成果を上げていますが、大学や大学生の支援を行っていますね。それはどうしてですか？

加藤　最近、就労支援を行うなかで20代を中心とした若年層、特に大学生やそのご家族からの相談や問い合わせが増加しております。背景をみると、発達障害のある方や、その傾向のため、困り感をかかえたまま学生生活を送っている方が多くいらっしゃることがわかりました。知的に問題なく大学進学された方々が、入学後、履修登録がうまくできず必要な単位が取れない、就職活動と学業の両立が難しい、しかし周りに相談できる人がいないという状況に陥っていることが徐々に見えてきました。確かに日本の制度上、この年代の方々は福祉サービスを受けにくい現状があります。福祉サービスそのものに必要を感じていない方もおられますが、困難が深刻になる前の早い段階で、私どもがこれまで行ってきた支援ノウハウを生かして、お手伝いできることがあるのではないかと取り組みを始めました。

——大学生は、就労支援の事業にはなりにくいのですね。

加藤　事業化、という点では模索中です。発達障害の診断があっても、本人に生きにくさがなければ障害の有無は大きな問題でなくなります。本当は困っているけれど、周囲からの理解が得られない、誰にどうやって相談すればよいのかわからない、サポートを受けることに抵抗がある、ということが原因で、精神的・肉体的に不調となり、問題が深く大きくなってしまうこと——二次障害発症など——を避けたいと考えています。

サポートの押し売りにならないためにも、本当に求められるサービスは何なのか、見極める必要があると思います。サポートを必要としているのは必ずしもご本人だけではなく、その周囲の人（家族や大学の教職員等）かもしれない、という視点も大事にしたいところです。発達障害に対する正しい知識を身につけ、理解を得ることで、困難が軽減されることはたくさんあると思います。社会で真に求められるサービスを提供できるよう、皆さんの声を聞いて形にし、応えていきたいと思っています。

支援システムができていない大学を対象にサポートを

―― 大学に発達障害（傾向）の学生への支援の必要性について問い合わせたときの、大学の反応はいかがですか？

加藤　「うちの大学にはそういう学生はいません」というところや、「一定数の在籍を把握しており、すでにサポートしています」というところなど、学校により現在の対策はさまざまではありますが、後者では、学内、または連携先として支援センターをもっています。ほとんどの学校では、教育機関として合理的配慮をどのように取り入れていくかを課題としながら、適切に対応しています。現在弊社が対象にしているのは、その真ん中に位置する、発達障害者の存在を否定はしない、でも、その対策はまだできていないという大学です。そういった大学では、発達障害だと思われる学生も卒業していきますが、それだけで精一杯なことも多く、社会に出てからつまずき、二次障害とともに就労支援機関につながることも少なくありません。

——今、御社と連携している大学はいくつくらいありますか？

加藤 10大学くらいです。連携するまでの流れは、まず電話などで学生支援の現状についてお聞かせいただきたい旨を説明し、ヒヤリングに伺いました。それにより見つかったニーズの中から、例えば「対象学生に対しどのようなライフプランがあるか。社会や行政のしくみを知りたい」「どんな紹介先があり、どんなサポートが考えられるか、知りたい」など、要望を反映し、教職員への勉強会などを行いつつ連携を進めている段階です。現在は事業としてではなく、無料サポートがほとんどです。

——事業として成り立つのは何年後くらいからだと思いますか？

加藤 事業化は明確には未定ですが、これまで発達障害の方への支援を重ねてきた私どもができることは、今現在からたくさんあると思っています。就労移行支援を通して伺ってきた声をしっかりと受け止め、それらに応えることで、理解を得られず悩んでいる若者が少しでも少なくなるように、そして彼らが安心して社会で活躍できる土台を提供できるように努力中です。

――具体的には、大学にどんなサポートをされていますか？

加藤　初めて発達障害の研修を受けるという大学はあまりなく、「発達障害とは」という概要はすでにご存知であることが多いです。弊社では、学生の行動について、発達障害の特性が起因していると思われるという具体例や対応の仕方をお伝えできるので、価値を見出していただけています。

大学によっては就職率が90%を超えているが１００%にならない、これ以上はどうしたらいいのかと悩み、サポートの依頼につながった学校もあります。就職課が自ら対策を立てられるようになると、早い段階からのキャリア教育に反映し、生かすことができるでしょう。

将来的には、地域で大学を支援するしくみを

――御社としては、勉強会などの次の段階はどう考えていますか？

加藤　発達障害の学生支援は、個々の大学の中だけではまかないきれないと思っています。支援すべき人数が少なくても、支援には時間も人手もかかります。学内で支

援していた大学が、今は発達障害の学生のサポートをアウトソーシングしている例もあります。大学での講演アンケートの回答にも、「たくさんいるグレーゾーンの生徒個人個人に教職員が丁寧に向き合うのは難しい」という声が上がっています。

対象者が医療機関にかかる必要があるか、環境調整などの対応だけで済むのかは、一般の教職員では判断できません。大学生サポートを行う専門機関を各地域でつくり、専門機関につなげるしくみが必要ではないかと考えています。一つひとつの大学と連携するというやり方はとても非効率のように思うのです。

発達障害の人が大学生活で困ったら、学生支援機関でサポートを受けることができ、さらに、社会に出て、自分ひとりの力では不安を感じたときには、就労移行支援機関があるという2段階で支援できるしくみができると、情報や支援が必要な人に、サービスが届きやすいのではないでしょうか。大学（生）支援から就労移行支援へ、というようなシステム化を考えたいですね。

第５章

実際の成功例に見る発達障害者「雇用」

本章では、発達障害者の雇用に積極的に取り組まれている企業の実例、また、実際に就労された方の体験をご紹介します。

発達障害者の雇用を始めた時期も理由も異なりますが、企業の実例は、それぞれに興味深いエピソードがあります。当事者の体験談とともに、これから発達障害者の雇用を検討し、進めようとする企業へのヒントがちりばめられています。

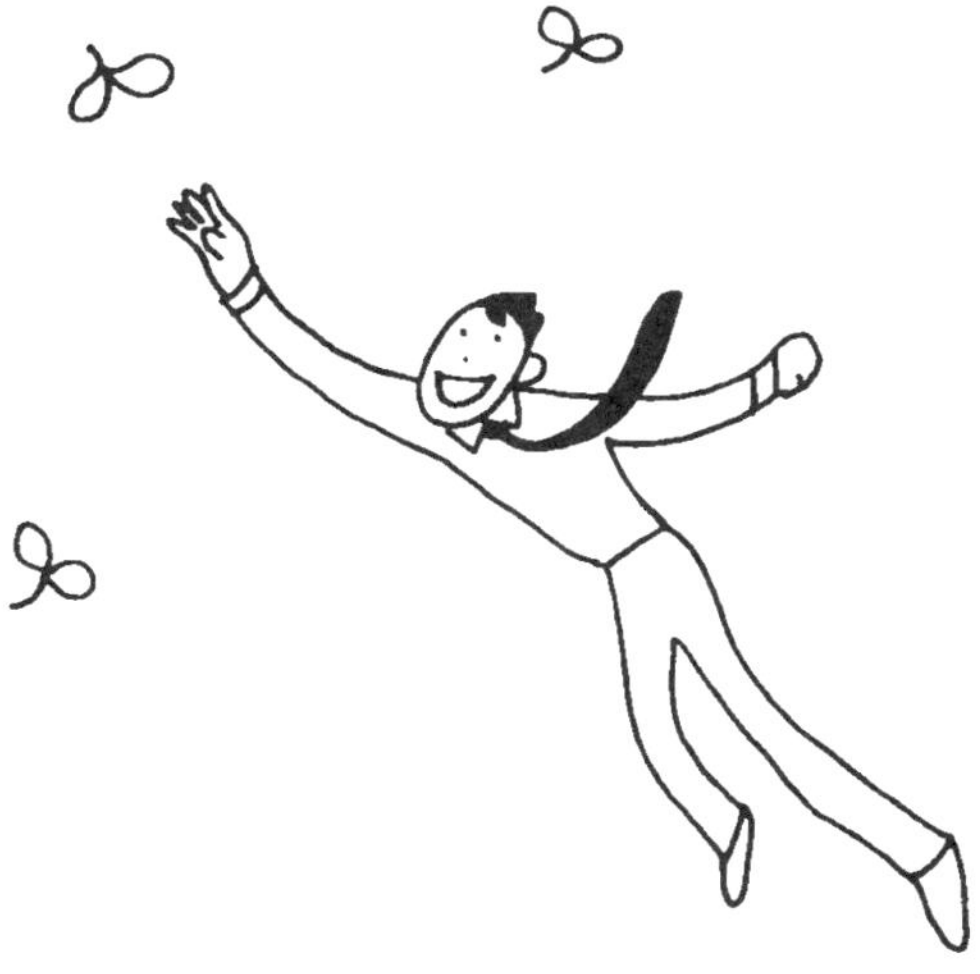

雇用成功例〈企業編〉1

発達障害者スタッフのキャリア実現をも見据えた「半歩先を行く」就労支援

――サザビーリーグＨＲ

発達障害がある方に特化した雇用を始めたのは、就労支援機関との出会いがきっかけでした。４か所ある業務サポートセンターを管理されている宮下茂樹部長にお聞きしました。

●企業紹介

カリフォルニアのセレクトショップ「ロンハーマン」、デンマークの雑貨店「フライングタイガーコペンハーゲン」など、衣食住にとらわれない30以上の人気ブランドを日本で展開する、株式会社サザビーリーグの特例子会社。

２００９年設立。現在は、国内４つの拠点で、54人の発達障害者スタッフを中心に、一人ひとりが優れた能力を発揮して自立し、社会に貢献できるために、ＩＴ系から物流関係まで多彩な業務を行っている。

障害者雇用の方向性が決まった、Ｋａｉｅｎとの偶然の出会い

発達障害に特化した就労支援に関わり始めたのは、社長の伊藤が、会合でＫａｉｅｎ（カイエン）の鈴木社長と知り合ったことがきっかけです。

７年前、Ｋａｉｅｎさんは、横浜に事業所を出されたばかりでした。発達障害という障害についても、そのとき、伊藤は初めて知ったような形で、それで見学に行ったようです。

その頃、弊社のグループは、企業スピリットとして「半歩先を行くライフスタイルカンパニー」を謳っていたのですが、障害者の法定雇用率を全く達成していないような状態でした。もちろん、人事、経理関係などのバックオフィスでの雇用はありましたが、何せ、30を超えるブランド数があって、いろいろな業態をやっていますので、一つお店を出すと、従業員が30人ぐらい増える状況で、とてもじゃないけど追いつけない。ちょっとこれはバックオフィスだけで雇用していても無理だよねということで、Ｋａｉｅｎさんの事

業所の近くにサテライトオフィスをつくりました。そして、Ｋａｉｅｎさんで訓練を受けてこられた発達障害の方を雇用し、一つ目の拠点の横浜業務サポートセンターを２０１２年の６月に開設しました。

しかし当時は、発達障害については、社員のほとんどが知識がないような状況でした。横浜で11人採用したときは、多少なりとも発達障害に理解のある2人に、指導員として行ってもらいました。一人は弊社の宣伝や広報の仕事をしていた男性、もう一人は、福祉関係のことを学んで入社し、ＩＴ系の業務をやっていた女性です。まずは、広報でやっていた業務から、いくつかの仕事を指導員に割り振ってもらい、始めてもらいました。

ブランドの顧客情報を入力する仕事なども請け負い、その後、事業の拡大に伴って、業務が次第に増え、横浜ではＩＴ関係、システム関係、ウェブサイト関係をメインに、22名のスタッフを雇用するようになりました。また、その翌年に開設した市川業務サポートセンターでは、物流というデスクワークとは異なる作業系中心の仕事をしてもらうようになりました。

デスクワークよりは、動きのある仕事のほうが向いているのでは、と思われるスタッフがいるのもわかって、物流作業に移動してもらったり、逆に、物流作業系のスタッフでも、ＩＴ系の素養がある人には情報入力の仕事に異動してもらうことで、効率を上げることができました。

なかには、商品の写真撮影をしてＭＡＣで加工する、ＥＣ（電子商取引）サイトに載せる仕事を任せたスタッフのなかには、１年経ってみたら、まるでプロのカメラマンのようになった、という例もありました。

仕事の幅を広げると、結構そちらに興味を持ってくれるスタッフも出てきて、そうなると割り振れる仕事も増える、といった具合です。

「はまる場所」が見つかれば、発達障害者は企業の戦力になる

１～２か月に１回は、指導員とスタッフが個人的な面談をします。仕事で何か悩んでいることはないかを、丁寧に聞き取れるよう各センターでやっています。また、必ず指導員間で、面談の内容を共有し合います。ときには、

「ちょっとこれは早めに手を打たなきゃいけないね」ということもあり、Kaienさんに面談をお願いして、アドバイスをもらったりしています。

合理的配慮をといわれますが、それぞれのスタッフを理解するよう努めることが、最大の配慮ですね。そのうえで、ある程度ドライに接すること。間違っていることがあれば、ストレートに言ってあげれば、もうその次は直せる。褒めるときも、間髪をいれずストレートに褒めることです。

発達障害の方すべてが企業の戦力となり得るかと問われれば、千差万別ですとしか言いようがないのです。しかし、圧倒的な人手不足の時代が目の前に来ているので、企業としては、そこはマネジメントしていかないとなりませんね。

とにかく、ビジネスを遂行していくうえで、一人ひとりの「はまる場所」というのを、いかにうまくバランスを取って配分し、機能させていくかが課題だと思います。

本当に優秀で、上昇志向があるスタッフも何人もいて、そういう人たちにどういうキャリアプランを示せるかというのも、結構大きな課題ですね。2

年前に、入社３年で契約社員から正社員になれる「正社員登用制度」をつくりました。

いろいろやりたい、頑張りたいというスタッフには、業務に有効な国家資格などを取るための補助をする制度も導入して、２０１８年は、キャリアの方向性によって、リーダー職（マネジメント系）とプロフェッショナル職（プロフェッショナル系）を目指せる制度を始める予定です。

発達障害者の雇用で特に大切なことは、一人ひとりのことを〝ちゃんと見ていますからね〟というのを、当事者にわかるように伝えることです。「自分は、ここにいて、役に立っているんだろうか」という当事者の不安解消や自信につながる、と思って実践しています。

個々の性格・経験・スキルを見極めて定着勤務を実現

――グリービジネスオペレーションズ株式会社

特例子会社を福祉的な観点で見るのではなく、グリーグループ全体の事業に貢献することを目的に設立した、グリービジネスオペレーションズ経営企画室副室長の竹内稔貴さんにお話を伺いました。

●企業紹介

「グリーグループへの事業貢献を通じ、日本中の障がい者に向けて明るい未来を照らす」というミッションのもと、2012年5月に設立されたグリー株式会社の特例子会社。現在は社員36名中、30名の発達障害者が勤務し、管理部門（親会社の人事労務業務のサポート事業等）、事業部門（スマートフォン向けゲームの品質管理等）、新規事業部門（インターネットサービス等）の3部門で、200種類を超える業務に従事しながら、「自身の能力を最大限に発揮でき、仕事を通じて自律的に成長し続けられる企業を創る」という、ビジョンを実践し、企業全体の事業に貢献している。

事業貢献していく会社をつくっていこうという意図で就業

発達障害者の雇用について、これまでの経験を通してお話しできるとしたら、一番は、個々の特性はもちろん、個々の性格・経験・スキル、そういったものをきちんと見極めて、一人ひとりに細かく対応していくことに尽きると思います。

社員一人ひとりが活躍し、仕事を通じて事業に貢献することによって、「インターネットを通じて世界をよりよくする」という親会社のミッションの実現への支えとなる、そういった役割を担いたいなと思って、日々頑張っています。

ですから、障害者雇用をするために全然違う事業をやっているということではないですね。

実は、私は、人材系の営業職から、６年前に、親会社グリーの人事に転職してきました。
まず、中途採用のチームに配属されたのですが、徐々に社員数が増えて、障害者雇用を促進する必要が生じ、担当することになりました。

はじめは、障害者の方に対する知識も経験も全くなかったので、他社事例を参考に知的障害・身体障害の方たちで、事業に貢献していただけそうな人を採用していこうと思ったのですが、なかなか成果を上げることができませんでした。

そこで、いろいろ情報を調べていったところ、精神・発達障害の方は、ほかの企業さんがほとんど採用していないことがわかりました。さらに発達障害の方の採用を進めてみようと調べてみると、ＩＴとの親和性が高く、ゲームに非常に詳しい人もいるらしい、ということがわかったので、発達障害専門の就労支援機関に紹介していただき、まず5名採用しました。

その後も、続けて発達障害の方で当社にマッチングする人材をご紹介いただき、採用者がどんどん増えてきました。ほかの就労支援機関の方から、「どうも発達障害者に特化している会社らしい」とか、当事者からも、「発達障害者のための会社らしい」などの噂が口コミで広がって、多くの方から応募をいただくようになったというわけです。

ですから、就労支援機関とのつながりは、とても重要だと思います。

社内環境を整備して、発達障害者の仕事の領域拡大に成功

仕事のほうも、今では月に２００種類ぐらいの業務があります。親会社がインターネットサービス事業を行う会社なので、当初は、事業で紙や製品などを扱う仕事がなく、当時人事にいた私は、管理部門の業務の中から、発達障害の方向けの仕事をつくろうと試行錯誤の日々でした。

そうこうするうちに少しずつパソコンを使うようになってきて、人事管理システムの情報入力・更新を手伝わせていただいたり、請求書の作成をやるようになったり、携帯端末のキッティングを行ったりして、実績を積んできました。そこで、事業部門のほうにもアプローチして、当社のほうへ仕事を

回してもらうようにしました。

事業部門にグループ内のメリット（情報漏えいのリスクが少ない、契約や発注の手続きがスムーズで負担が少ない、業務上で必要な要員が不足したときに、安定的なリソースを提供できる等）をアピールして、仕事を少しずつ任せてもらいました。

実績を積んでいくことで、従来から行っていた社内営業に加え、口コミでも業務が増えていった感じです。

今では、発達障害の社員に業務のリーダーをやってもらって、仕事を回しています。リーダーが当事者で発達障害に対する理解が非常に高いので、わかりやすく、精度の高いマニュアルができていて、管理者が全面的にサポートしなくても、自分たちで問題なく仕事が遂行できます。

発達障害者の戦力化のカギは仕事とのマッチング

発達障害者の方のパフォーマンスは人それぞれですが、高い社員はびっくりするほど高いです。私のできない分野の仕事ができる社員もいます。その意味では、無条件に戦力になるとはいえませんが、その人の特性に適うところにうまくマッチングした場合には、非常に高いパフォーマンスを発揮してくれます。

実は、以前は「仕事がつまらないから」と言って退職する人が少なからずいましたが、今はほとんどいません。多くの業務を用意していると、その社員一人ひとりに合う仕事をアサインしやすいというメリットがあるからでしょう。

就労定着については、「特性理解」と「環境整備（企業ビジョンの浸透、障害者特性への十分な配慮、環境の整備）」「支援協力（支援機関等との連携）」の３点をポイントにしています。

物理的配慮では、社員個々の特性に合わせて、ホワイトボード、パーティション、マルチディスプレイ（ワーキングメモリーを補うための大きなディスプレイ）、作業集中デスク、ハイカウンター（多動な社員が立って仕事ができる場所)、コミュニケーション・エリア、仮眠室などを設置しています。

精神的配慮の面では、ストレスがかかりやすいので、随時、仕事の調整を行っています。また、特に、カウンセリングや面談には力を入れており、臨床心理士を目指している大学院生や、支援機関の方など、外部の方に来てもらっているほか、社長との一対一の面談を定期的に行っています。

当社では最近、経験を積んで、自信をつけて一般就労を目指すという人が増えてきており、社員とともに会社も成長してきているといえ、見方によってはよい傾向かもしれません。

雇用成功例〈企業編〉3

薬剤師資格を持ったKさん、病院であるがゆえの障害者理解を活かした就労支援

――医療社団法人苑田会グループ 苑田第一病院

苑田第一病院が、発達障害がある方を雇用したのは、仕事内容に合う人であれば障害種別を限定しないという、病院の方針があったからでした。

苑田会グループ運営企画室次長の足立利弘さんにお話を伺いました。

●企業紹介

地域医療を大切に、急性期病院からリハビリ専門病院まで幅広い医療を提供する苑田グループの中核病院。病床数221床。内科・呼吸器内科・循環器内科・消化器外科・外科・整形外科・脳神経外科・婦人科・心臓血管外科・リハビリテーション科・救急科の診察科目があり、「患者様の視点で考え、行動する」をモットーに、時代に合わせた最新の医療技術を提供している。

直接来院、就職を希望したKさんの雇用

最近、珍しい形で発達障害の方の採用がありました。

Kさんは、障害者就労移行支援事業所LITALICO（リタリコ）ワークスの利用者でした。特に募集はしていなかったのですが、直接病院を訪ねてきて、就職を希望されたのです。薬剤師の免許を持っていらしたので、調剤助手の仕事であればできるのではないかと考え、実習をしていただきました。結果的にできると判断して、正式に調剤助手として雇用しました。業務開始にあたっては、LITALICOワークスさんと相談のうえ、ジョブコーチをつけてもらいました。

発達障害があるKさんは、普通に仕事はできるのですが、ちょっとしたことでも気になるところがあると悩んでしまう特性がありました。ジョブコーチに「これは気にしなくていいよ」とか、「これはこういうふうにやるんだよ」などアドバイスしてもらいながら、安心して働いてもらえるよう、もう一人

専任の調剤助手の指導者をつけて対応しています。

また、半月に一度、指導者と本人、薬剤師部門の責任者、ＬＩＴＡＬＩＣＯワークスさんと、ジョブコーチを交えて、反省会を開いて情報を共有しました。今も月に一度のペースで継続しています。

経験者としてのキャリアが病院の戦力に

今のところ、とても順調です。ほかの調剤助手とほとんど同じ仕事をしていて、見直しが必要なことが一切ありません。コミュニケーションも取れていて、部署に溶け込んでやっています。遅刻や欠勤も全くありません。

強いていえば、過去に薬剤師としてのキャリアがあったので、本人は薬剤師の仕事を早くやりたいというのが意識にあって、そういう素振りを示すことがあります。でも、現場は、時期尚早という意見だし、薬剤師は患者さんの命に深く関わる業務なので、慎重に見極めたいと思います。仕事のスキルが上がってきたら、薬剤師への登用も考えていますが。

病院であるがゆえに、障害への理解はそれなりにあります。当院の理事長も「障害の人は、障害以外にも困難をかかえているから、配慮が必要だ」と言っています。ですから、精神障害者の雇用についても特にためらいはありません。ただし、雇用に関して言えば、特に発達障害に絞ってということは考えていないのです。というのも、病院というところは、障害者が現場に入るということが、難しいのです。できる仕事が非常に限られてしまって、精神障害者というひと括りの形で、仕事を類型的に切り出すことしかできない。そして、仕事の幅の広がりもあまりありません。

ですから、その人に合わせて仕事をつくるという、いわゆるカスタマイズ就労が非常に難しい。能力がとても高い発達障害者の場合、切り出した仕事のレベルが低すぎると、その仕事に飽き足らず、嫌になってしまうのではないかという懸念もありますね。

しかしながら、Kさんのケースを単なるレアケースと捉えることは、障害者雇用の本質を見失うことにつながると思います。

なぜなら、

①本来、募集していない職種（調剤助手）を検討し雇用したケースで、障害者向けに類型的に切り出した仕事に、発達障害者を当てはめたものではない

②苑田第一病院は、障害者に対する偏見が非常に少ないので、発達障害がある方が活躍できる下地がもともとあった

③今回のＫさんのケースは、純然たる「カスタマイズ就労」ではないかもしれないが、「カスタマイズ就労」に準ずるケースであると思われるからです。

この意味で、障害に対する理解がある病院での受け入れは、今後、期待できる分野だと思います。

Ｋさんの例は、薬剤師の資格を持って働いたことがある、いわば経験者採用であったことに加え、当院の職場環境が雇用にうまくマッチングできた例といえますね。

人と仕事のマッチングをJOBサポートグループで戦略的に実現

――株式会社ジェイ エスキューブ

発達障害の方は居場所を見つけてサポートさえすれば戦力になってくれる、という人事部JOBサポートグループリーダーの井田泰正さんにお話を伺いました。

●企業紹介

印刷物と電子ドキュメントの融合や、電子印刷技術を応用した製品開発など、「情報」を核としたさまざまな事業を展開している、トッパン・フォームズ株式会社のグループ企業。

2015年に社内に障害者を中心とした庶務関連業務の専門チームである「ジョブサポートチーム」を発足。社内から営業支援、庶務、イメージ処理などの業務を請け負い障害者一人ひとりが、自分の特性に合った業務を担当している。現在28名の障害者が働くうち、15名が発達障害者。特例子会社のようなスタイルでありながら、一緒に働くというダイバーシティを標榜している。

きっかけは偶然のマッチングが成功したこと

当社は２０１３年にトッパン・フォームズグループの一員となりましたが、かねてより障害者雇用に積極的に取り組んできました。

ところが２００７年に現在の当社になる5社が統合・再編したことで、常用雇用者数が増加して母数が増え、障害者雇用が間に合わず、法定雇用率を達成できなくなってしまいました。ハローワークから指導を受け、３年で障害者雇用を達成しようと計画書を作成したのですが、当社は顧客のほとんどが法人で、一般の知名度も低く、身体障害者の方を集めるのは難しく、かといって、ルーチンの軽作業がある職場ではないので、知的障害者の採用も難しいのです。とても悩みました。

そのような折に、たまたま合同面接会に訪れてくれたのが、その後、1期生として採用した発達障害の方々でした。当時、勉強不足で、発達障害の方が障害者手帳を取得できるようになっているのを知らなかったので、ブースでの会話でそのことを知り、以前から個人的に発達障害者に関する知識を得ていたこともあり、採用に踏み切りました。そこで採用した2人が、結果的に、発達障害の方を中心に採用するきっかけになりました。

今でこそ、社内に障害者を中心とした庶務関連業務の専門チーム「JOBサポートグループ」をつくって、社内から多種類の仕事をいただき、障害者個々の適性に合った業務を選んでいますが、1期生の2人は、たまたま、最初にやってもらった仕事がうまくいったというのが正直なところです。

一人はちょうどその頃、正式に勤怠システムを導入したところで、人事で担当者の選定をしていたので試行的に担当者をやってもらったら、マッチングがうまくいったという感じです。

もう一人は日本でもトップクラスの大学を出て大学院に進み、学生のうちに国家資格を取得した方だったので、資格に合った経理の信用調査・債権関係の仕事を任せたところ、能力を存分に発揮してくれて、今では前述の彼と2人がいないと困るという存在になっています。

2人のどちらにもいえるのは、○は○、×は×、と明確に判断できるところで、誰が何を言おうとルールを厳密に適用する姿勢が、それぞれ仕事に合っていたのだと思います。

採用に当たっては、本来は、事前に実習を行うとミスマッチが減らせると思うのですが、当社はお客さまの機密情報やマイナンバーを含めて個人情報を数多く扱うので、雇用が前提でないとリスクになるため、実習自体ができません。そこで何回も面接を重ねたうえで、直接雇用することにしています。

社内に障害者を中心とした「ＪＯＢサポートグループ」を発足

今では、社内で活躍している障害者28名のうち、15名が発達障害の方です。２０１５年に「社内ＢＰＯチーム」として発足した「ＪＯＢサポートグループ」は、障害者職業生活相談員であるサブリーダーを含め、11名で構成しています。

「ＪＯＢサポートグループ」の特徴は３つあります。①雇用の受け皿として発足したこと、②社内で集められた多種類の仕事があること、③発達障害の方は得意なところが抜きん出ている一方で、苦手があるので、適性に合わせて対応することです。

特例子会社に似た感じですが、親会社のダイバーシティの考え方に合わせて、健常者と障害者が一緒に仕事をするスタイルをとっています。

一般にビジネスマナーの不足や、勤怠が不安定なことを発達障害者の課題と見なす傾向がありますが、私自身は障害うんぬんには関係のない個人の問題だと思っています。事実、当社で働く発達障害の方の勤怠はとてもよいです。

また発達障害の方は、皆さんとても就業意欲が高いです。自分が働きやすい環境を求めている、居場所を探しているともいえるかもしれません。その居場所を見つけるサポートさえすれば、戦力となって会社に貢献してくれます。定着率も非常に高いです。

あえて普段から気をつけていることをお話ししますと、発達障害の方には、タイムリーなアドバイスが重要だと思っています。時間が経つと忘れてしまうこともあり、また彼らは非常に正直で、悪気があってやることはないので、そのつど指摘して、気づいてもらうことが必要だと思います。

発達障害者は既に戦力

発達障害のある社員は、先ほどの1期生を含めて既に戦力です。純粋でひたむきだからです。そこまで言い切れるのは、戦略的にグループをつくって、マッチングに近いことができているという自負も多少ありますが、彼らが誠実な努力家だからです。

その結果、このチームで活躍している姿が他部署から認められて、人事異動の依頼が来て、私の手元から離れていった方がすでに5人います。

その意味では残念なことに、発達障害者を理解し、サポートしていただける専門の方が、教育機関や医療機関にはおられても、現在は、一般企業の現場にはまだとても少ないと感じています。

今後は、この現状が少しずつでも改善され、解消されていくことを祈るばかりです。

雇用成功例〈当事者編〉1

リーダーの仕事ができるようになるために、頑張っています

――A・Hさん（20代　男性）の場合

グリービジネスオペレーション株式会社で、ゲームのサービスに結びつけるためのバナーの設定、入稿をする業務や会議の文字起こし、ゲームキャラクターのアイテム名の考案等を担当している、発達障害者社員のA・Hさんに、お話を伺いました。

●A・Hさん紹介

小・中・高・大学を通じて、一般的な生活を送ってきたが、就職活動に際して困難を覚え、平成22年にアスペルガー傾向の診断を受ける。精神障害者保健福祉手帳を取得後、平成27年11月よりLITALICO（リタリコ）ワークスで支援を受け、平成28年7月入社。

就労支援機関が、働くことに対して自信が持てない自分を、しっかりサポートしてくれた

グリービジネスオペレーションズ株式会社に入社したのは、一般事務の業務内容を積極的に調べていた中で、この会社で働きたいと思ったからです。パソコンを使った地道な作業が得意な自分にとって、実際に動いてみると、親和性を持って取り組める仕事が多いので、自分に向いていて、満足しています。

大学までは発達障害の診断は受けていなかったのですが、就職活動の最中に、それまでにないイレギュラーな局面や、自発的に行動しなければならないというところでつまずいて、検査を受けたところ、発達障害と診断されました。

そこで、発達障害者の就労支援に定評のあるＬＩＴＡＬＩＣＯワークスに通うことにしました。ＬＩＴＡＬＩＣＯワークスでは、ＳＳＴ（ソーシャル

スキルトレーニング）やビジネスマナーなどの訓練をしました。

そのうちに、就職に対する自信がついたので、ＬＩＴＡＬＩＣＯワークスを通じて、グリービジネスオペレーションズ株式会社の求人に応募し、採用されました。

ＬＩＴＡＬＩＣＯワークスは、働くことに対して自信が持てない自分に対して、自分の適性をよく理解してくれて、障害に起因する問題を穴埋めする訓練を提供してくれたので、とても感謝しています。

突出した能力を発揮する人が多い発達障害者

仕事では、何よりも時間を意識して働いています。その結果、複数の依頼があっても、納期に余裕を持って働けるようになりました。

でも、自分の業務に没頭するあまり、ほかのメンバーの状況を把握して仕事を任せたり、業務内容をレクチャーしたりといったリーダーの仕事がまだできていません。将来的には、リーダーの仕事をしていきたいので奮闘努力中です。

周りを見ていると、発達障害の方は、専門分野において突出した能力を発揮する人が多いと思います。たくさんの業務ではなくて、一つ二つ、自分が興味関心を持った分野で、専門的な、こだわりを活かして深く突っ込んでいけるような仕事ができれば、才能を発揮できると思います。自分は、そのタイプではないですが……。

ミスは必ずするので、そういったミスをしたときに、自己嫌悪になって落ち込みます。幸い、この会社は、カウンセリングがしっかり受けられるので、積極的に利用してストレスを解消しています。

この会社に勤務するようになって、一番満足しているところは、安心して働けるという点です。配慮が行き届いているので、安心できます。

転職を繰り返し、40歳過ぎてアスペルガー症候群と診断支援者と二人三脚で就労を果たす

――Y・Sさん（40代　男性）の場合

転職を繰り返し、心身を病んではじめてアスペルガー症候群と診断されたY・Sさん。精神障害者保健福祉手帳を取得し、支援者とともに障害者就労を果たすまでの軌跡と、自分を高めるためのポイントをお聞きしました。

●Y・Sさん紹介

高校卒業後、ハンバーガーチェーン店に勤務。取得した調理師免許を活かして居酒屋を始めるがうまくいかず、２年後店をたたみ、精密機器の工場で働く。職業訓練でＣＡＤと金属加工を受講後、部品工場で正社員となるが激務で体調を崩し、抑うつ状態とアスペルガー症候群と診断。精神障害者保健福祉手帳を取得後、ハッピーテラス柏ジョブサポートで支援を受け、２０１６年９月から工場で製品の出荷作業に従事。

職を転々、派遣の工場勤務は長続きせず精神を病む

　定時制高校を卒業後、ハンバーガーチェーン店に勤務しました。ハンバーガーの製造と販売、資材の搬入に従事しました。その後、ハンバーガーをつくっていた経験を活かして調理師免許を取得しました。調理師免許を活かし、知人と一緒に居酒屋を始め、経営や運営などを学びましたが、うまくいかなくなり2年後、店をたたむことになりました。

　父親とうまくいかず、その後は東京から離れ、地方都市で派遣社員として精密機器の工場で働きました。そこで正社員へ登用されましたが、激務とストレスで退社することになり、その後は派遣社員としていろいろな工場を渡り歩きました。そんな生活で、収入は安定せず貯金もできませんでした。その頃から、地域の公的支援機関である社会福祉協議会（社協）のスタッフに相談しながら生活の改善と就労を目指したのです。

　その後、ハローワークの職業訓練でＣＡＤと金属加工を受講し、カメラ部

品をつくる工場に、正社員として採用されました。そこでは、一日12時間労働を週6日間という激務でした。2年間働きましたが体調を崩し、病院で抑うつ状態と診断されました。別の精神科の病院ではアスペルガー症候群ということもわかりました。長時間労働のほか、発達障害の特性からくるこだわりや空間認知の悪さも、仕事でストレスがたまる原因だったのかもしれません。

診断後に母親に話したところ、「発達障害じゃないかと思っていた」と言われました。公務員で研究職の父親は居酒屋をやっていたことが気に入らず、その後、仕事が継続せず貯金もできないことをののしり、関係は悪くなる一方でした。父親も自分と同じようなアスペルガータイプで、自分の思いに固執するところがあり、余計うまくいかなかったのかもしれません。

診断をきっかけに障害者就労を目指す

カメラ部品の工場を辞め、働けなくなり貯金もなかったので、支援者のすすめで生活保護を受けていました。しかし、診断がついたことで、障害者就労を目指そうと精神障害者保健福祉手帳を取得することにしました。このときも、社協の支援者に相談しながらでした。申請前は私も支援者も３級だと思っていましたが、手帳は精神障害の２級で、届いたときにはびっくりしました。それと同時に、こんなに精神状態がひどかったのかと、衝撃を受けました。このとき、自分は「これで一線を越えてしまった」と思ったのを覚えています。障害者年金は残念ながら等級圏外なのでもらっていません。逆にもらえなかったからこそ就職しようとする意識が高まったのかもしれません。

心機一転、住んでいた地方都市から地元へ帰ろうと思いました。でも父親とうまくいっていなかったので、両親のところへは戻れません。そこで、地元の社協に相談し、家賃が安く、就労支援機関が近くにある今の住まいに決めました。生活保護を受けながら、就労を目指して支援機関を探し、就労移行支援事業所ハッピーテラス柏ジョブサポートに通うことになりました。そこで、エクセルなど就労に必要な技術やビジネスマナー、コミュニケーション・スキルなどを学びました。

そのとき、自分は運動をほとんどしていなかったので、肥満で成人式のスーツも入らず、着る服がなく就活もできませんでした。スーツを買うにもほとんど手持ちのお金はありません。持っているスーツを着るために、趣味のサイクリングで痩せようと一念発起。どこへ行くのも自転車で、かなりの距離を乗りこなし、スーツが着られるようになりました。その結果、自転車がボロボロになったということも、就職する意欲につながりました。

障害者就労で生活保護から脱却、国民年金も完済

合同面接会などで何社も面接を受けましたが、ほとんどが事務作業で、工場などの現場での実績が活かせず、なかなか就労にはいたりませんでした。半年後、ハローワークの専門相談員の紹介で、国内向けの業務用ラベルの製造工場に就職が決まりました。

2016年9月から、そこで出荷作業をしています。自分は現場での仕事が好きで、今までの経験が活かせ、柏ジョブサポートで学んだことと企業理

念が重なったことがこの会社を選んだ重要なポイントでした。

今は日々、職場で良好な人間関係を築き、仕事を継続することを目標に働いています。コストと環境を意識し、仕事の質を上げて、仕事の問題点の克服に励んでいます。

働いて最初のボーナスをもらい、生活保護から脱却したときはとてもうれしかったです。それまで貯金などもできなかったのですが、お金の使い方や自立した生活についても支援者に教えてもらいました。おかげで、その後の1年間で、失業期間中未納だった国民年金を完済しました。今は、自炊していれば完済が早く終わっていたと反省。マクロビオティック（玄米菜食）を取り入れた自炊を始める準備をしています。

趣味のサイクリングは今も続けています。体形を保ち、健康にも役立ちます。ほかにも、理想の社会を実現するために、社会的な活動も行っています。文章を書くことも好きで、小説などにも挑戦しています。充実した毎日が過ごせるのも、一緒に就職への道を歩んでくれた支援者のおかげだと思っています。

雇用成功例〈当事者編〉3

アスペルガー症候群でLDもありながら正社員としてシステム開発部で活躍

——S・Kさん（20代　男性）の場合

両親とうまくいかず、うつ状態になりながらも、就労支援機関で自己肯定感を高め、希望するIT企業に正社員として入社を果たしたS・Kさん。就労するためのポイントや、仕事を継続するための工夫についてお聞きしました。

●S・Kさん紹介

千葉県出身。2016年、生活訓練施設でハッピーテラス柏ジョブサポートを紹介され、通所を開始。IT関係の会社に入社し、現在は、正社員勤務（障害者枠）。エンジニアとしてシステム開発に携わる。

発達障害の二次障害をかかえながら就労活動

子どもの頃から、興味があってよく勉強する教科はとても成績がよかったのです。しかし、自閉症スペクトラムの特性で、興味のない分野の勉強が難しく、成績の凸凹は激しかったですね。

高校生のときに、病院で検査を受け、アスペルガー症候群と診断されました。学習障害（ＬＤ）もあったようで、勉強への期待が大きかった両親の顔色を窺い、二次障害としてうつの症状もありました。

就労支援事業所のハッピーテラス柏ジョブサポートに通所を始めた当初は、週１～２日は休んでいましたが、２か月くらいで、ほぼ毎日通えるようになりました。ピッキング、配送、接客などの実習を行いながら、就労のための基礎的な勉強は座学で学びました。

また、自己認知のために、得意不得意な面や、性格など自分と向き合いながらナビゲーションブックを書きました。

私が苦手なところは、感情コントロール、物忘れ、集中し過ぎてほかが見えなくなること。逆に、興味のある分野では高い集中力を発揮できます。長所は、明るく、その場にとけ込みやすいので、カフェのような模擬的な接客仕事の実習は特に楽しかったです。他人に話しかけるのはあまり苦にならないので、接客は好きでした。

反面、短所として、興味がないと集中力が続かないことがわかり、それをカバーするためにどうしたらよいかも考えました。こまめに休息をとりながら、少しずつ集中できる時間を増やすようにしました。

自分を見つめなおし、短所と正面から向き合うのはかなりつらいこともありましたが、この体験が今の自分をつくってくれたと思います。

IT関係で働きたいという願いをかなえてくれた支援者の存在

中学の頃から、コンピュータが好きだったので、独学で本を読んで勉強もしましたし、コンピュータ関連の仕事がしたいと考えていました。入所1年後には、毎日の通所もほぼ休みなくできるようになり、精神的にも安定してきました。

しかし、そのときにはＩＴ関係に詳しい支援者がいなくて、独学で学ぶしかありませんでした。その後、ＩＴに詳しい支援者であるスタッフと出会ったのです。もともと興味のある分野でしたので、独学でコンピュータ関係の資格も取っていました。

柏ジョブサポートでも、パソコンの基本的な操作をほかの利用者に教えたりもしていました。広報のチラシを作ったりして、支援者にも仲間にも感謝されていました。

勤怠が安定し、就職先の希望も絞れたので、ＩＴ関係の会社に求職活動を行いました。最初は、一般就労で入るつもりで求職活動を行いましたが、うまくいきません。

その後、障害者就労に切り替えて就職活動を行ったところ、今勤めている会社の求人を知ったのです。ＩＴ関係に特化した人材派遣の会社で、求人は、ソフトウエアのエンジニアの募集でした。障害者雇用の枠で応募し、適性検査を受けました。そのときの面接官に、過去最高の得点だったと言われたのを覚えています。２０１７年８月のことです。プログラマーとして研修生となり、２か月後の10月から企画開発の部署に異動、正社員となりました。企画開発の仕事は、システムエンジニアとしては憧れていたので、とてもうれしかったです。

仕事を続けるには、自分なりの苦手対策を見つけることが必要

人の話を聞きとることが苦手な聴覚のＬＤ傾向があるので、今でもつまずくことが多いですね。仕事の打ち合わせで相手の話を理解するのが難しく、意思の疎通がうまくいかないことでの失敗も多くありました。特に失敗したときなど、注意されている相手の言葉の内容が理解できないのは、大きな問題です。

ほかにも、「ほかの人がつくったものや前にあったシステムをまねてつくってみて」といわれても、具体的にどうしたらよいかわかりません。最初は理

解できないときはパニックになったりもしました。ミスをしてしかられているとき、注意されているということだけはわかるのですが、どう対応したらよいかわからないのです。ミスを繰り返しながらもなんとか仕事を続けました。

しかし今では、ミスをしないためにどうしたらよいかを自分で考えて実行しています。パニックになりそうになったら、深呼吸したり、座禅を組んだりして、ひと呼吸おいて冷静に考えます。感情のコントロールが苦手なので、深呼吸して不安を逃がし、わからないことを落ち着いて整理して、質問するようにしています。仕事を続けるには、自分なりの対策を見つけることが必要です。

障害の特性上、完璧に仕事をすることは難しいので、第三者がチェックするシステムがほしいです。それは私たち当事者が安心感をもって仕事をすることにつながります。発達障害者の就労を考える企業に向けて、「まず、見守ってほしい。本人の努力は大前提ですが、どうしても失敗します。そこで追い詰められると大失敗につながります。失敗を責めないで、少しのミスを許してほしい」と伝えたいですね。

柏ジョブサポートで支援を受けられたのはよかったと思っています。その期間で自分を見つめることができたからです。特に、自己認知をすることは就労への大きな前進でした。自分の欠点を把握して、それをどうカバーすればよいかわかったからです。職場の仕事の中で学ぶことは多いですが、現場に出る前に、疑似就労を行える機会は貴重です。発達障害者は、特に、ミスをなくそうとするために自分自身を追い詰めてしまいます。しかし、できないことはできない、できることで貢献していくと考えればよいのです。誰にでも、得意な分野があり、その才能の部分を活かすような仕事環境があれば、活躍することができます。

失敗やできないことがあると、ものすごく悔しいですが、その分意欲も湧きます。そして、どう行動に移せば周囲を見返すことができるかを考えます。その負けん気が、今の成功につながっていると思っています。

就労支援のプロに聞く❹

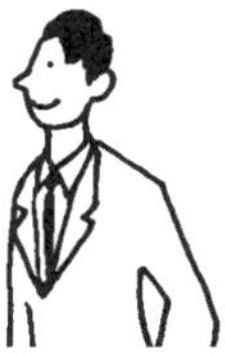

一人ひとりの「ちがいを活かす会社No.1」を目指して
――LITALICO（リタリコ）ワークス

「障害のない社会をつくる」というビジョンの下、障害のある方の「働く」をサポートするサービスを提供しているLITALICOワークス（運営は㈱LITALICO）。錦糸町センター長の細江莉央さんにお話を伺いました。

個々の特性に応じた支援をしています

――御社は、子どもから大人まで、幅広く発達障害関

●企業紹介

働くことに困難のある方向けの障害者就労支援サービス「LITALICOワークス」66事業所、学ぶことに困難がある子ども向けのオーダーメイド学習教室「LITALICOジュニア」98事業所、IT×ものづくり教室「LITALICOワンダー」8事業所を展開（2018年2月現在）。発達障害ポータルサイト「LITALICO発達ナビ」、社会課題・障害についての研究機関「LITALICO研究所」等、発達障害を中心に、障害に関する多様な事業に取り組んでいる。

「世界を変え（利他）」「社員を幸せに（利己）」の両方を実現するという意思の下、「人」の可能性が最大に広がる社会の仕組みを構築し、「障害のない社会をつくる」というビジョンの実現を目指す。

係の事業に取り組んでおられますが、発達障害専門ではないですよね？

細江　ＬＩＴＡＬＩＣＯワークスでは、利用者の６～７割が精神障害の方です。発達障害の診断が出ている方も近年徐々に増えてきた印象です。ただ、そういう方を見ていると、もともと教育の過程では、発達障害の診断を受けておらず、特別支援学校などで、特別なサポートを受けている方は、ほとんどいなかったです。その環境で大人になって、社会に出て困って、診断を受けたという方がとても多くいらっしゃいました。

これは教育の部分から変えていく必要があると感じて、ＬＩＴＡＬＩＣＯジュニアをつくり、発達障害のお子さま向けの支援を始めました。

ですから、増えてきた大人の発達障害の方への就労支援サービスを進めていくのと、発達障害のある子どもへの教育サービスを展開していくことを、同時進行でやってきたことになります。

――具体的には、どのような支援をされているのでしょうか？

細江　職場のあいまいなルール（暗黙の了解）への認知が弱い方には、それを敢えて言葉にして、こういうタイミングで声をかけるとか、雑談が苦手な方には、雑談の流れを解説したり、ビジネスマナーの部分では、報告・連絡・相談のタイミングを練習したりしています。また、自分が他人からどのように見られているのかをなかなか意識しづらい方には、本人の許可を得てビデオ撮影をして、一緒にフィードバックをして気づいていただくような支援をしています。

講座でお伝えするだけで、言われたことが身につく方もいらっしゃれば、場面場面で実際にお伝えするほうが知識と実践の場面が連動する方もおられるので、その人によって、やり方を工夫し実践を通して学べるカリキュラムをつくっています。

仕事に人を当てはめる支援ではなく、その人に合った仕事を創出しています

――そのような訓練でステージを変えていって、就職ということになるのでしょうが、職域の確保はどうされていますか?

細江　希望する会社で体験実習をしていただき、実際に働く経験の中から、自分との相性を確認いただいています。実習に当たっては、拠点のスタッフが企業様に直接交渉して、ご協力いただいています。会社側も一緒に働いてみないとわからないの

で、体験実習は有益だと思います。

――マッチングで留意されている点はどんなことでしょう?

細江　信じられないぐらいの能力を発揮される方は随分いらっしゃるので、業務のマッチングはすごく大事だと思います。

ですから、仕事に当てはめる支援ではなく、その人に合った、能力が最大限発揮できる職場環境や業務を創出していくことを意識してやっています。

――健康面やメンタル面には、どのような配慮をされているのでしょう?

細江　見たところ何でもないのに、体調が安定しない方もおられるのですが、その症状を伝えるのに言葉にできないということもあります。その場合は、面談をしたり、絵に描いて、体調を「曇り」とか、天気で表現したり、色で表現したりしてもらうこともあります。

また、感情コントロールが苦手で、特に、「爆発」して後悔して落ち込む方もいらっしゃるので、共感しながら、苦しまない方法を一緒に探す支援をしています。

スキルと環境次第で、発達障害者も会社に不可欠な存在に

――定着支援ということに関しては、どうですか？

細江　月1回ほどの頻度で本人と面談をするほか、企業に訪問させていただいたときに評価をお聞かせいただき、翌月以降の支援方法について、すり合わせをさせていただいています。

また、その場で時間をかけて見ていないと測れないような課題に関しては、ジョブコーチに協力してもらいながら、支援させていただいています。LITALICO単独で定着支援をやっていくということではなく、いろいろな社会資源が、さまざまな視点を交えながら、チーム支援をしていくことが重要だと思います。

――発達障害の方は、戦力になると思われますか？

細江　スタート地点も違う中で、定型発達の方と比べると、戦力化するには、その人自身のスキルも環境も両方とも必要だと思います。基本的にそこが整えば、戦力どころではなく、会社に必要不可欠な存在になるでしょう。オールマイティにこなせ

る方の評価が高いような会社にいきなり入っていくと難しいと思います。一人ひとりの得意を活かせる業務の切り出しであったり、凸凹を活かせる職場であれば、個人の活躍を応援できるのではないでしょうか。そこは、発達障害であっても、なくても同じだと思います。

会社の中には、オールマイティにできることが強みな人も、役割や責務が明確だとやりやすい人もいて、それぞれの能力が発揮できる環境をつくれることが理想ですね。

――今後目指されていることをお聞かせください。

細江　今、全社的に取り組んでいることとしては、「違いを活かす会社No.1」になるということです。

社内の障害者雇用の場合でも、自分のことも、相手の違いも認め合いながら、多様な人が輝ける職場をつくっていく。それを一番に実践していく会社でありたいと思います。

実務資料集

採用〜雇用に役立つ実務資料見本

　私が発達障害の方の就労支援（カスタマイズ就労）で使用している実務資料（書式）を集めてみました。記入例のあるものは、記入例を参考のうえ、対象者に合わせて書き換えるだけで、すぐ使えるようになっています。

発達障害者の採用〜雇用にあたっては、情報の明示・共有が特に大切です。

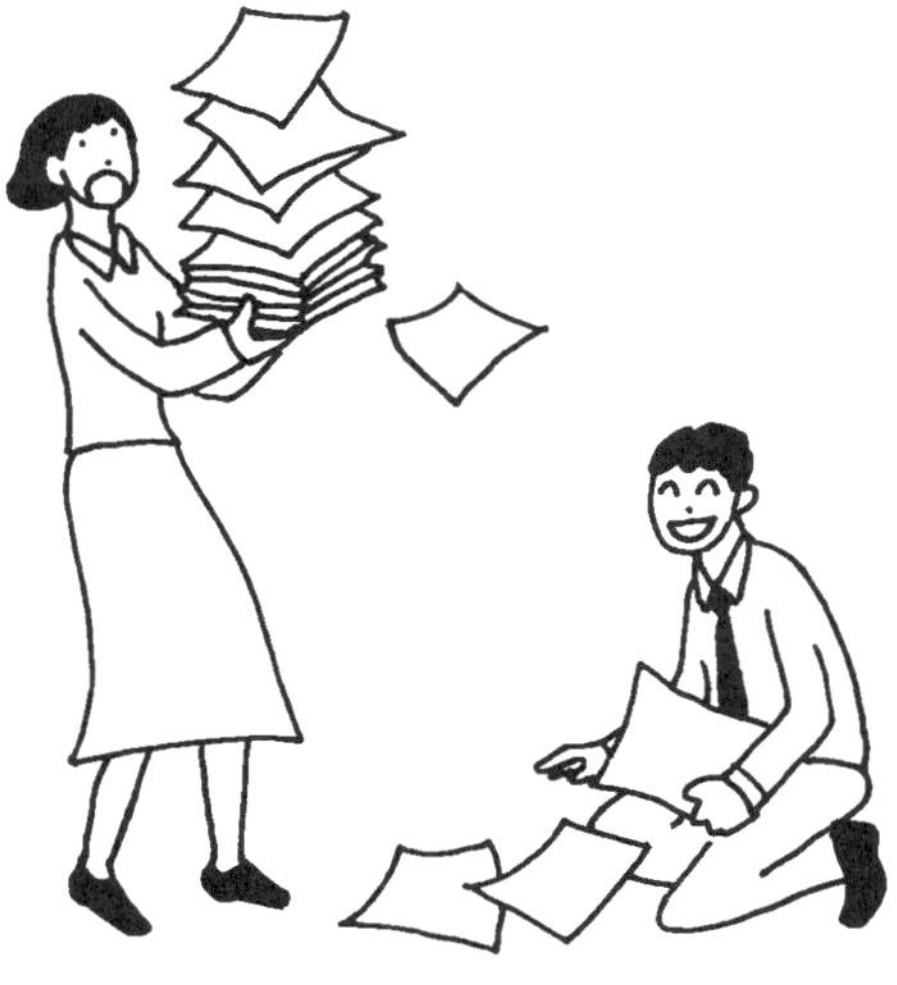

雇用契約書（作成例）

「職務記述書」と連動した内容の雇用契約書です。「ジョブ型雇用」においては、労働契約を使用者が優位にたつ使用従属関係ではなく、使用者と労働者の合意による契約と見なすことから、「労働条件通知書」ではなく雇用契約書を取り交わします。

○○　○○殿

平成30年○月○日

東京都○○区○○　○−○−○

○○株式会社　代表取締役　○○　○○

雇用期間	平成30年4月1日から平成31年3月31日まで
勤務場所	○○株式会社（東京都新宿区・・・・・・・・・・）
仕事の内容	ISO管理事務担当職　※詳細は職務記述書を参照のこと
就業時間	8：00〜21：00の間で、13：00〜17：00を含む6時間以上を選択
休　日	毎週土曜日、日曜日、祝休日
所定外労働	職務の適切な遂行にとって必要な場合には残業を要請されることがある。残業は上長の要請がない場合にはこれを認めない。
休　暇	年次休暇の付与ならびに実施については、一般社員と同様に取り扱う。
賃　金	①時給……2,500円 ②通勤手当……実費 ③割増賃金……労働基準法の定めどおり ④賃金締切日……毎月末日 ⑤賃金支払日……翌月15日 ⑥賃金の支払い方法……予め指定された銀行口座に振り込み

賃　金	⑦賃金支払時の控除……法に定める所得税・住民税・社会保険料、遅刻・早退・欠勤・外出・出勤禁止等による不就労働時間または不就労日に相当する部分の賃金 ⑧昇　給……なし ⑨賞　与……なし ⑩退職金……なし
契約更新の有無とその判断基準等	①本人が希望し、かつ、就業規則第○条（退職事由）または第○条（解雇事由）に該当する事由がない場合には、満65歳まで契約更新をする。 ②ただし、期間満了の○か月前までに労働条件についての書面での合意に達しない場合については、更新しないこともある。 ③更新する場合であっても同一の労働条件を保障しない（新たな職務記述書において定める）。
退職に関する事項	当社嘱託社員に対する就業規則第○条〜第○条による。
その他	①社会保険の加入状況……健康保険 ②雇用保険の有無…………あ　り

上記以外の労働条件等については、当社嘱託社員に対する就業規則による。

上記内容に同意します。

平成30年○月○日

被用者住所

被用者氏名　　　　　　　　　　印

職 務 記 述 書（作成例）

職務記述書は、担当する職務内容を文書化したものです。日本企業にはあまりなじみがないものですが、欧米では非常に重要で「ジョブ型雇用」には不可欠な書類です。この作成例では、日本の雇用慣習に合うように若干修正を加えています。

氏 名　　発達 一郎

職 名　　品質管理部品質保証推進課 ISO9001 管理事務担当職

職務の概要	●当社が設計・施工する木造建築物の製造過程におけるマネジメントシステムが日本品質保証機構の定める要求事項に適合し認証が受けられるように必要書類を作成、維持管理していただきます。 ●作業手順の明確化、責任・権限の明確化、PDCAのルール化が達成され、第三者の審査により、優良企業としての評価を得ることができる重要な職務です。
期待される成果（目標の候補）	①業務効率化に基づくムリ・ムラの排除により、新たな利益を生むことができる。 ②職務の責任・権限が明確になることにより、意思決定がスピーディになる。 ③同業他社との競争において、付加価値が生まれる。 ④顧客の信用が高まり、新規顧客を獲得することができる。 ⑤業務改善に対する社員の意識が向上する。
代表的な課業（主な職務の内容）	①ISO9001の規格要求事項に従い、品質マニュアルや規程を作成する。 ②作成したマニュアルや規程の内容に問題がないか確認し、必要に応じて改善する。 ③二度の審査を受け、認定証書が届くまでのフォロー（手直し・微調整）をする。 ④各部門との調整における管理責任者の補助業務（管理責任者から指示された事柄の実行） ⑤コンサルタント会社やISO認証機関との連絡・調整（基本的には管理責任者が行います）
責　　任	①ISO9001の企画要求事項に適う、品質マニュアルや規程の作成 ②作成したマニュアルや規程のチェックにおける誤りや不備の報告

責　　任	③管理責任者の補佐としての品質マネジメントの構築・実施・運用・点検の迅速かつ正確な遂行 ④管理責任者の指示に基づく是正措置のフォローアップ ⑤内部監査のとりまとめ（資料作成） ⑥安全・確実な文書管理 ⑦ISO推進連絡会議に出席すること ⑧ISO認証を取得する経費コスト管理に努めること
能　　力	①数学の知識がある方 ②PCの基本ソフト（Word・Excel等）が使いこなせる方 ③集中力があり、我慢強い方 ④品質管理（TQC）の経験、あるいは基本知識があれば尚可
必要な資格・経験等	①任期満了時点で65歳未満であること ②職務の遂行について、強い意欲が認められること ③円満な性格であること
勤務条件	①勤務形態…常勤 ②勤 務 地…○○株式会社（東京都新宿区……………） ③勤務期間…平成30年4月1日～平成31年3月31日 ・更新の可能性あり ※業務の進捗上、会社が更新を必要と認めた場合、または、他の事業に適性があり、本人の希望がある場合（別途「労働契約書」により、都度勤務条件を決定） ④勤務時間…8：00～21：00の間で、13：00～17：00を含む6時間以上を選択 ⑤給　　与…時給2,500円 ⑥通 勤 費…実費 ⑦福利厚生…健康保険、厚生年金、健康診断（年１回）

上記の職務記述書の内容を確認し、この職務に対して適切な記述であると認証します。

直属の上長のサイン　　　　　　　　　　　　平成30年○月○日

被用者のサイン　　　　　　　　　　　　　　平成30年○月○日

人事考課表（作成例）

社員の業務の遂行度、業績、能力を評価し、賃金や昇進等の人事施策に反映させるために使うフォーマットです。一般企業で通常使用されているものとほとんど違いはありませんが、考課項目と評点のウェイトを発達障害者の特性（アスペルガー者、ADHD 者別）に合わせて使うように工夫されています。

人事考課表　対象期間　平成　年　月～平成　年　月

氏　名

所　属

A【能力考課】		ウエート	自己	一次	二次	最終
A-1	知識	2（1）※				
A-2	業務遂行力	2（2）※				
A-3	企画力・発信力	1（2）※				
A-4	情報収集力	2（2）※				
A-5	ビジネスマナー	1（1）※				
	計	8（8）※	0	0	0	0

B【姿勢評価】		ウエート	自己	一次	二次	最終
B-1	責任感	2（1）※				
B-2	積極性	2（2）※				
B-3	社内ルール・規律の順守	1（1）※				
B-4	他メンバーへの配慮	1（1）※				
B-5	報告・連絡・相談	1（2）※				
	計	7（7）※	0	0	0	0

C【実績考課】		ウエート	自己	一次	二次	最終
C-1	仕事の質	2（2）※				
C-2	仕事の量	2（2）※				
	計	4（4）※	0	0	0	0

A【能力考課】

	項目	要素	考課尺度
A-1	知識	担当部門の業務に必要な基礎知識・技能を有している。	5．全般的に十分な基礎知識・習得力を有している 4．担当部門の基礎知識は申し分ない 3．標準レベルである 2．時々、上司や先輩の指示が必要である 1．細部の指示がなければ、業務遂行ができない
A-2	業務遂行力	経験年数に応じた業務遂行力を有しており、向上心と進歩が見られる。	5．他に影響を与えるほどの業務遂行力と進歩が見られる 4．申し分のない業務遂行力である 3．標準レベルである 2．向上心や進歩が見られない 1．業務遂行力が不足しており、進歩も見られない
A-3	企画力・発信力	担当部門の業務改善に必要な提案ができる。	5．業務改善に効果的な企画提案ができる 4．業務改善意識があり、必要な方策に取り組んでいる 3．標準レベルである 2．他メンバーの企画を追従するのに留まる 1．業務改善をしようとする意思がない
A-4	情報収集力	担当部門の業務に必要な情報収集をしている。	5．情報収集に意欲があり、精度の高い情報を集めている 4．情報収集への取り組みは申し分ない 3．標準レベルである 2．上司や先輩の指示の下に行っている 1．情報収集の必要性について理解が不足している
A-5	ビジネスマナー	社会人として基本的なビジネスマナーを有している。	5．全般的に申し分ない 4．合格点が与えられるレベルである 3．標準レベルである 2．時々、上司や先輩から注意されることがある 1．ビジネスマナーが不足しており、改善が見られない

B【姿勢考課】

	項目	要素	考課尺度
		自らの役割と業務	5．全てにおいて、役割に合った業務遂行ができている 4．与えられた業務は最後まで遂行している

D【特別加点・減点考課】

	ウエート	自己	一次	二次	最終
特別貢献・特別表彰	1（1）※				
合　計	1（1）※	0	0	0	0
総合計	20(20)※	0	0	0	0

D【特別加点・減点考課】　（加点1～5点、減点1～5点）

〈対象内容と理由〉

E【全体についての考課者コメント】

B-1	責任感	内容を理解し、最後まできちんと遂行している。	3. 標準レベルである 2. 時々、進捗状況の確認を必要とする 1. 最後までできないことが多い
B-2	積極性	会社の業務全般に意欲を持ち、積極的に行動している。	5. 何事にも主体的に取り組み、他にもよい影響を与えている 4. 常に高い意欲を持ち、積極的に行動している 3. 標準レベルである 2. 積極姿勢に欠ける部分もある 1. 常に受け身の姿勢でしか行動できない
B-3	社内ルール・規律の順守	社内ルール・規律を順守している。	5. 周囲の模範となり、よい影響を与えている 4. 常にルール・規律を順守している 3. 標準レベルである 2. 時々、順守できないことがある 1. 順守できていない
B-4	他メンバーへの配慮	他のメンバーへの配慮・気遣いができている。	5. 周囲にもよい影響を与え、信頼を得ている 4. 常に他のメンバーへの配慮・気遣いができている 3. 標準レベルである 2. 他のメンバーへの配慮・気遣いが不足している 1. 自分のことだけで、他への配慮や気遣う姿勢がない
B-5	報告・連絡・相談	必要な報告・連絡・相談を適切に行っている。	5. 積極的に行い、周囲にも働きかけている 4. 適切に行っている 3. 標準レベルである 2. 行っているが、適切でないことがある 1. 不足していることが多い

C【実績考課】

	項目	要素	考課尺度
C-1	仕事の質	日常の仕事を正確かつ適切に処理、遂行できる。	5. 正確で信頼できる業務内容と結果である 4. 手際よく迅速に処理できる 3. 標準レベルである 2. ミスが多く、チェックを要する 1. 適切に遂行できていない
C-2	仕事の量	日常の仕事をスピーディに処理、遂行できる。	5. 常に納期や期限に間に合うように処理できている 4. 特に理由がない限り、納期や期限は守っている 3. 標準レベルである 2. 業務内容によっては、納期や期限に間に合わない 1. 納期や期限に間に合うように仕事をすることができない

※ウエート数字について　左側→アスペルガー者用、右側（　）内→ADHD者用。

部門別情報取集シート（作成例）

業務プロセスを細分化することで、発達障害者に任せる業務を洗い出すことができます。この「部門別情報収集シート」は、社内各部門の細かい業務内容やそのボリューム感を把握するためのシートです。

部門名		作成日	年　月　日	作成者	

業務プロセスを細分化し、切り出した業務をすべて書いてください。

No.	業務分類	業務内容	業務内容詳細	業務量・頻度 ①〜④のいずれかに記入				備考
				①時間／日	②時間／週	③時間／月	④その他	
1								
2								
3								
4								
5								

発達障害者を職場に受け入れるにあたり、不安なこと・ご要望などがありましたら、お書きください。

1	
2	
3	
4	
5	

部門別情報取集シート（記入例）

記入例は、中堅商社の技術部で海外事業所向けの翻訳に携わる社員を想定して作成したものです。「業務量・頻度」は全体の作業量を推定するために重要で、概算ながら具体的な数字が示されています。「不安なこと・要望」にも貴重な情報が含まれます。

部門名	技術部	作成日	2018 年 4 月 1 日	作成者	木津谷 岳

業務プロセスを細分化し、切り出した業務をすべて書いてください。

No.	業務分類	業務内容	業務内容詳細	業務量・頻度 ①～④のいずれかに記入 ①時間／日	②時間／週	③時間／月	④その他	備考
1	翻訳	技術文書の翻訳	エンドユーザー向け、カタログの英訳		5.0			
2	翻訳	技術文書の翻訳	海外支社向け技術マニュアルの英訳	3.0				
3	資料作成	アンケート集計	アンケートの集計			5.0		PC使用
4	データ入力	情報システム登録	新規入手情報の入力	1.5				PC使用
5	データ入力	WEB閲覧及び報告書作成	他社情報調査及び定型報告書への入力			6.0		PC使用

発達障害者を職場に受け入れるにあたり、不安なこと・ご要望などがありましたら、お書きください。

1	出勤の継続性（連続性のある仕事を任せることが可能であるか？）
2	No.３、４については、現在、派遣社員にお願いしている業務。
3	どのような特性がある障害なのか正しい情報が必要。（体力面、精神面）
4	英訳のほかに中国語訳ができる人が欲しい。
5	

定期面談記録（作成例）

人事考課のための面接ではなく、人事担当者（雇用管理者）がリラックスして発達障害者の本音を聴き、彼らが安心感や信頼感を持って自立的に働けるように、面談内容を面談後にまとめるためのシートです。

実施日	年　　月　　日	面談者		管理者	

氏名

所属

面談において対象者が上司や会社に要望していた事項は何でしたか？

面談において貴方が指示・伝達した事項は何かありましたか？

面談において貴方が褒めた事項は何かありましたか？

これからの仕事にあたって対象者にどのような目標を持たせることができましたか？

全体的な感想や留意事項を書いてください

チェックポイント

- □ 現状を正しく把握する
- □ 提案・リクエストを聴く
- □ 疑問を解消してあげる
- □ 正しくフィードバックする
- □ 真に貢献度の高い社員を発見する
- □ 話の落としどころを前もって決めておかない
- □ 違和感や気になる部分をしっかり聞く
- □ 長所を褒める
- □ 対象者の話の腰を折らない
- □ 一方的に話さない
- □ 結果だけの目標ではなく、プロセスや成長のための指示を行う
- □ 失敗や劣る点にフォーカスしない
- □ 同僚や先輩の目の届かない場所で行う
- □ 開始時間は遅くとも終業時間の1時間前にする
- □ 人事考課に使用する評価シートを使わない

体 調 管 理 表（作成例）

発達障害者が日々体調不良をモニタリングし、セルフケアしていくためのチェック表です。日々の数値の推移を見ることで、ストレス等に対する「こころの限界値」がわかります。会社にとっても、突然の休暇等のリスクヘッジができるメリットがあります。

月　　日※	○月○日（月）	○月○日（火）	○月○日（水）
天　　気			
温度／湿度			
気　　圧			
痛　　み	0 25 50 75 100 %	0 25 50 75 100 %	0 25 50 75 100 %
だ る さ	0 25 50 75 100 %	0 25 50 75 100 %	0 25 50 75 100 %
眠　　気	0 25 50 75 100 %	0 25 50 75 100 %	0 25 50 75 100 %
吐 き 気	0 25 50 75 100 %	0 25 50 75 100 %	0 25 50 75 100 %
食欲不振	0 25 50 75 100 %	0 25 50 75 100 %	0 25 50 75 100 %
息苦しさ	0 25 50 75 100 %	0 25 50 75 100 %	0 25 50 75 100 %
気持ちの落ち込み	0 25 50 75 100 %	0 25 50 75 100 %	0 25 50 75 100 %
不　　安	0 25 50 75 100 %	0 25 50 75 100 %	0 25 50 75 100 %
お腹の具合	0 25 50 75 100 %	0 25 50 75 100 %	0 25 50 75 100 %
全体的な調子	0 25 50 75 100 %	0 25 50 75 100 %	0 25 50 75 100 %
気になる事のメモ	0 25 50 75 100 %	0 25 50 75 100 %	0 25 50 75 100 %
健康管理者のチェック	0 25 50 75 100 %	0 25 50 75 100 %	0 25 50 75 100 %

※月日→この表は３日分ですが、実際の作成時は１週間分がおすすめです。

企業の発達障害者雇用担当の方へ
——あとがきに代えて

本書は、発達障害者の雇用について、主に管理職・人事担当の方に向けて書いたものです。発達障害そのものが比較的新しい概念です。経験値をふまえて実用に供せるような構成を心がけました。

私も経験がありますが、障害者の担当という仕事は大変です。

なぜなら、障害者が担当する業務を的確に理解する力、他部署との連携力、社内への発信力・影響力が問われる仕事だからです。

それに加えて、発達障害者の雇用は、彼らの潜在的な「能力」を引き出し、新しいアイデアを具現化して、会社の成長発展に結びつける使命を帯びています。

しかし、そうした使命は、見方を変えれば、「やりがいのある仕事」「会社の未来に貢献できる仕事」です。

「感情のコントロール」ができ、発達障害者の訴えや現状に振り回されずに、背景や真の原因を客観的に考えることができる、それ自体は特別な能力ではなく、部下指導、人材育成に必要となるスキルにすぎません。

発達障害者とのコミュニケーション等がうまく取れない場合は、支援機関やジョブコーチのサポートを受けることで、解決することができます。

障害者雇用の経験が浅く、障害者理解が追いつかない企業では、しばしば担当者が障害者のサポートを巡って孤立し、疲弊してしまう場合がありますが、それを防ぐためにも「できない部分」や「責任の範囲外のこと」は他人に任せるテクニックが必要です。

このように、発達障害者の雇用にあたって、担当者はそのカギとなります。

何かに行き詰まったとき、この本が、担当者にとって、いくらかでもお役に立てたなら幸いです。

専門キャリアカウンセラーが教える
これからの発達障害者「雇用」

2018年5月21日　初版第1刷発行

著　者　　木津谷 岳

装　幀　　清水 佳子
本文デザイン・作図　　原 成寿（sea dragon）
イラスト　　宮澤 ナツ
企　画　　原 佐知子
校　正　　別府 由紀子

制　作　　粕谷 裕次　直居 裕子　斉藤 陽子
販　売　　根來 大策
宣　伝　　阿部 慶輔
編　集　　半澤 敦子

発行人　　杉本 隆
発行所　　株式会社 小学館
〒101-8001 東京都千代田区一ツ橋2-3-1
編集　03-3230-5389
販売　03-5281-3555
印刷所　　萩原印刷株式会社
製本所　　株式会社若林製本工場

© Takashi Kizuya
Printed in Japan
ISBN978-4-09-388613-0

●造本には十分注意しておりますが、印刷、製本など製造上の不備がございましたら「制作局コールセンター」（フリーダイヤル　0120-336-340）にご連絡ください。（電話受付は、土・日・祝休日を除く　9：30～17：30）

※本書の無断での複写（コピー）、上演、放送等の二次使用、翻案等は、著作権法上の例外を除き禁じられています。
※本書の電子データ化などの無断複製は著作権法上の例外を除いて禁じられています。
※代行業者等の第三者による本書の電子的複製も認められておりません。